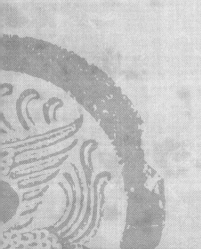

读经典 做临床系列

医话古典医籍精选导读

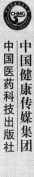

中国健康传媒集团
中国医药科技出版社

内 容 提 要

本书为《读经典　做临床系列》丛书之一，精选《医学发明》《医学传灯》《冷庐医话》三本医话经典古籍原文，并加以导读，介绍古籍的成书背景、作者生平及学术特点，对中医临床有重要参考价值。

本书适合中医药临床、教学、科研人员参考，也可供中医药爱好者参阅。

图书在版编目（CIP）数据

医话古典医籍精选导读／赵飞，王娜娜，罗钰莹主编 . —— 北京：中国医药科技出版社，2025.3. —— ISBN 978 – 7 – 5214 – 5213 – 6

Ⅰ . R2 – 52

中国国家版本馆 CIP 数据核字第 20259S6V37 号

美术编辑　陈君杞
版式设计　南博文化

出版　**中国健康传媒集团** | 中国医药科技出版社
地址　北京市海淀区文慧园北路甲 22 号
邮编　100082
电话　发行：010 – 62227427　邮购：010 – 62236938
网址　www. cmstp. com
规格　710 × 1000mm $\frac{1}{16}$
印张　12 $\frac{3}{4}$
字数　230 千字
版次　2025 年 3 月第 1 版
印次　2025 年 3 月第 1 次印刷
印刷　河北环京美印刷有限公司
经销　全国各地新华书店
书号　ISBN 978 – 7 – 5214 – 5213 – 6
定价　**45. 00 元**

获取新书信息、投稿、为图书纠错，请扫码联系我们。

编 委 会

　　古籍为中华民族悠久历史文化的宝贵遗产，对其整理和利用，对赓续中华文明血脉、弘扬民族传统精神、增强国家文化软实力、建设社会主义文化强国具有重要意义。中医药学文明古老，历史悠久，流传至今仍具有无限的生命力和巨大的影响力。中医古籍繁若星辰，浩如烟海，蕴含着丰富的古代医家思想及临床治验精髓，是中医药学传承的载体和源泉。

　　鉴于中医古典医籍存世数量巨大，收录情况散杂，亟待我们去挖掘、整理、提炼、运用，遂至浩瀚医书中精选甄别，编《读经典　做临床系列》20卷，以冀发挥中医古籍的文献与临床价值，解今人望洋之叹、临证之惑，促进中医古籍文献与临床医学的融会贯通，推动中医药事业的传承发展。

　　根据中医药学术的发展情况以及医学分科的细化，本丛书精选《素问》《灵枢》《伤寒》《金匮》及温病、诊法、本草、医方、医理、医案、针灸、推拿、养生等相关经典医籍原文，又立足临床，分内科、外科、妇科、骨科、儿科、五官科，共计20册。每册选取古医籍品种不超过5种，爬罗剔抉，或全书点校收录，或选点部分卷次，均保留原书行文及体例，博览约取的同时，尽可能为读者还原古籍原貌，呈现学术发展的源流脉络。同时，每种医籍之前设有导读一篇，从成书背景、作者生平、学术特点等方面系统介绍，提纲挈领，帮助读者把握整体框架，满足个性化需求，提高中医古籍阅读效率，从而激发阅读兴趣，增进品读趣味，走进字里行间，感受古籍魅力。

由衷希望本书的出版，可以助力读者在浩瀚书海中掌舵前行，熟习相关古籍基本知识，汲取学术精华为临床所用，从而改善中医古籍临床运用不足之现象，为中医药学的继承发展推波助澜。疏漏不足之处难免，敬请广大读者批评指正。

中国医药科技出版社

2023 年 10 月

中医经典是中医之本，熟读经典、勤于临床是中医临床人才打牢基础、提高能力之必需。《读经典 做临床系列》根据中医古籍品种分类，精选古籍原文，并加以导读，帮助读者掌握中医最基本和核心的理论与方法，提高学习、领会、研究经典的水准，学会将古人的经验精华应用于现代临床实践。

医话是医家以笔记、短文、随笔、医论等形式，阐述临床心得体会、学术思想以及其他问题的著述，是中医学著作的重要组成部分。医话与其他医著不同之处在于形式活泼，体裁不拘，多记录医家个人临床治病的研究心得、读书体会、治病验案、传闻经验和对医学问题的考证讨论等。故本书节选《医学发明》《医学传灯》《冷庐医话》，合而为本系列医话之萃。于此三书中各取其精华之处，整理汇编并加以导读，以期为读者助益。

《医学发明》以《内经》《难经》中一些重要论点为纲，阐发了李东垣治疗内伤杂病的学术思想。《医学发明》一书根据现存资料推测，当是在李东垣脾胃学说思想成熟之后，由李东垣的高徒罗天益整理其师学术经验而成。全书是对《内外伤辨惑论》《脾胃论》及《兰室秘藏》的补充，对全面理解李东垣的学术思想具有重要意义。

《医学传灯》系清初医家陈岐所撰，仅分上、下两卷，综述了39种常见内科杂病的证治，不仅融汇历代名医前贤之论述，而且结合个人临床体会，论证清晰，方药精当，颇切于临床实用。尤其是在医理的阐释方面，对每个病症皆条分缕析，深入而浅出，言近而指远，追溯病机之源流，厘定治法之初衷。该书在继承前人成就的基础上也有更多发挥，真正能将"以理思症，以症合理"落到实处，故而深受临床医生的青睐。

《冷庐医话》内容丰富，涉及先秦至清代的医理、医史、各家学说、临床各科的近百种著作。文笔流畅，通俗易懂，涵盖了众多名医的论著、医案、诊法方药等内容。文章引经据典，言简旨深。作者陆以湉是晚清时期的学者，其学术背景广泛，涉及经、史、子、集及医学文献，尤其擅长医学。作者对前人的论著、医案等阐发己见，论述医理，对中医学的研究仍具有一定的启发意义。书中引述的众家之言可反映晚清民间医疗状况，具有一定的史料价值。

本书节选《医学发明》《医学传灯》《冷庐医话》，三本书各具特点。《医学发明》以经典为纲目，为李东垣学术思想整理之作，《医学传灯》融前贤心得与个人体会于一体，具有临床实用性，《冷庐医话》内容丰富。本书在每一书前加以导读，对成书背景、作者生平及学术特点加以介绍，以期为中医临床提供有力参考。

编者
2024 年 11 月

目录

医学传灯（节选）

冷庐医话（节选）

医学发明（节选）

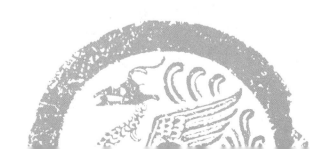

导读

成书背景

《医学发明》一书，根据现存资料推测，当是在李东垣脾胃学说思想成熟之后，由李东垣的高徒罗天益整理其师学术经验而成。本书成书较晚，与罗天益所著《卫生宝鉴》同时刊印，其中所引用的木香塌气丸出自1267年刊行的《御药院方》。据此推测，在该书整理过程中，罗天益根据自己的临床体会增加了部分内容。《医学发明》偏重于对内伤脾胃理论的阐发，所涉及病种较《脾胃论》也更丰富，所议病机多有发《兰室秘藏》之未及，或言之不详者。该书是全面理解李东垣脾胃学说思想的重要参考资料。

作者生平

李杲，字明之，晚号东垣老人，宋金时真定（今河北正定）人，生活于金大定二十年至元宪宗元年（1180—1251）。李杲出身富豪之家，早年其母患病，遍延诸医，杂药乱投，竟不知为何证而毙。李杲痛悔自己不知医，于是以千金为赞，受业于易州张元素，尽得其传而多阐发。他不仅重视脏腑辨证，且精于遣药制方，尤其对《内经》《难经》等典籍深有研究，结合其丰富的临床经验，对脾胃与元气的关系作了重要的发挥，提出"内伤脾胃，百病由生"的论点，颇有见地。李氏治疗脾胃内伤诸病，主用益气升阳，结合苦寒泻火，对后世影响甚大。其著作有《脾胃论》《内外伤辨惑论》和《兰室秘藏》等。

学术思想

《医学发明》以医论与方论结合的形式，阐发内科杂病的治疗方法，是李东垣的学术思想之作。医论包括"膈咽不通并四时换气用药法""本草十剂""中风同从高坠下""四时用药加减法""诸腹胀大皆属于热"等19篇，主要论述病因病机及用药法则。方论涉及方剂72首，明其功用、主治及服法，并结合具体病证，详述加减。书中多以《内经》《伤寒杂病论》为据，参以个人临证经验加以发挥。

1. 发挥"脾胃内伤"理论

李东垣认为脾胃在运化饮食水谷精微的过程中，由于脏腑阴阳属性不同，二者的功能也有所不同。在脾与胃的相互依赖关系中，李东垣将胃置于主导地位，脾居于辅助地位。他反复指出"脾禀命于胃"。这种观点是《内经》及金元以前各家医著中所未见的，也是李东垣深入研究脾胃之所得。李东垣认为脾胃为元气之本。李东垣在研究脾胃学说的过程中，把脾胃功能与元气直接联系起来，认为人体周身之气均依靠胃气以滋养，赖胃气以化生。元气产生于父母的先天之精，靠脾胃所化之精气补充。胃气充养元气，元气居于十二经，运行于周身脏腑、经络，发挥其生理功能。再者，升降出入是气的基本运动形式。李东垣认为脾胃在全身气机升降中起着枢纽作用。同时，脾胃自身也存在着升降运动，表现为脾升胃降。李东垣临证尤其重视脾主升清的作用，这和其所处的时代背景有关。由于李东垣所处的时代战乱频繁，百姓流离失所，饥饱失宜，劳役过度，加上精神紧张等诸多因素，导致脾胃内伤，升降失常，清气下流肝肾之间，从而出现内伤发热。此外，李东垣认为脾胃亦能在少阳之气的引动下升腾于上，发挥滋养头面诸窍的作用。李东垣认为胃气转化水谷成精微之气，输布于少阳，使少阳经脉得到滋养，发挥上行头面之作用。

2. 辨内外伤及"阴火理论"

阴火理论是李东垣在论述脾胃内伤过程中提出的一个病理性概念。李东垣认为对于疾病首先应当分别其属性为外感或内伤，因此在《内外伤辨惑论》中提出以阴阳为总纲分辨阴证、阳证，区分外感与内伤，并首提"阴火"之名。综合李东垣其他著作分析，"阴火"共出现43处，所指范围包括心、肝、脾、肺、肾、胃脏腑之火，还包括经脉之火，五志所化之火，实火、虚火。由此可知，阴火概念的范畴从部位而言，是以五脏为主，包含其所络属的经脉系统；从病因而言，为内伤杂病所致，不是外感所得；从病理性质而言，不仅包含虚火，亦包括实火。在治疗上，有"甘温除热法""升阳散火法""以寒制热法"等。此外，《医学发明》的学术思想还受到同时代"寒凉派"代表人物刘河间的影响，如在阴火治疗用药方面用大剂发散之药配伍甘寒、辛寒、苦寒之药，显然是受刘河间《素问病机气宜保命集》"苦者以治五脏，五脏属阴而居于内；辛者以治六腑，六腑属阳居于外。故曰：内者下之，外者发之，又宜养血益阴其热自愈"的启示。李东垣继承了刘河间寒温并用以治热的制方思想，在苦寒法的基础上进一步增加辛寒、甘寒；在养血益阴之法的基础上增加补气温阳、升清举陷，这是对内伤发热治疗方法的发展。

综上，《医学发明》当中所涉及的病种除脾胃病证外，还包括癫疝、咳喘、中风、耳聋、脚气、癃闭等。在上述病证病机的分析及辨治过程中，均以脾胃学说为指导，详细分析病机，罗列具体证治方药以供临证选用。总之，该书是全面理解李东垣脾胃学说思想的重要参考资料。

医学之源

人之生也，负阴而抱阳，冲气以为和。一昼夜之间，有阳中之阳，阳中之阴，阴中之阴，阴中之阳。天地四时之阴阳，人之十二脏应之。善摄生者，调停顺适，使二气和静，内外交养，无过不及，则病安从来？惟形与物接，心为形役，内为七情之所攻，外为六气之所贼，冲和既扰，何病不生？伏羲观象于天，观法于地，远取诸物，近取诸身，类万物之情，通神明之德，所以养人之情性也。神农品尝金石草木，毛羽鳞介，寒凉温热之不齐，气味厚薄之不等，华实根叶之别，有毒无毒之分，水陆山泽之产，莫不纤悉备具，所以养人之形也。轩辕氏穷天纪，极地理，归之人事。远近风土之异宜，针石汤液之异用，重复详备，不惮其烦，又所以著其养生之理也。大抵不外乎阴阳之两端，取其平而已矣。盖天地阴阳偏盛，则有旱干水溢之灾，人之阴阳偏盛，则有寒淫热淫之疾。自是以来，名贤代有，方论迭出，皆发挥三圣之旨。故医者必须先读《内经》《本草》，辨十二经、十二脏、十二时之阴阳，以合天地四时之阴阳，了然于心。次及诸家方论，然后施之于用，有余者损之，不足者补之，治而平之，务得其中，庶无误也。得其要者，一言而终，其斯之谓欤。

十二经并胃气流注论 《针经·营气第十六》

十二经，其实一脉也，界为十二分而已。何以知之？手太阴起于中焦，出于大指之端。手阳明起于大指次指之端，上挟鼻孔。足阳明起于鼻，交入大指间，出其端。足太阴起于大指之端，注于心中。手少阴起于心中，入掌内，循小指。手太阳起于小指之端，至目内眦。足太阳起于目内眦，至小指外侧。足少阴起于小指之下，注胸中。手厥阴起于胸中，循小指次指，出其端。手少阳起于小指次指之端，至目锐眦。足少阳起于目锐眦，入大指，循歧骨内，出其端。足厥阴起于大指丛毛之际，上注肺中。以此考之，故知其血气流通相贯，未尝间断，终而复始，如环无端。不然，何以云流注也？然必始于中焦者，何也？扁鹊曰：焦者，原也。人受天地之中以生，所谓冲气，其天之五气，始自中原，播于诸脉。寅时注于肺，卯时注于大肠，辰时注于胃，巳时注于脾，午时注于心，未时注于小肠，申时注于膀胱，酉时注于肾，戌时注于心包络，亥时注于三焦，子时注于胆，丑时注于肝，寅时复注于手太阴。上合鸡鸣，下应潮水。其气与天地同流。加一至则热，减一至则寒。上鱼为溢，入尺为复。古人处百病，决死生，候此而已。

六部所主十二经脉之图 《至真要大论》

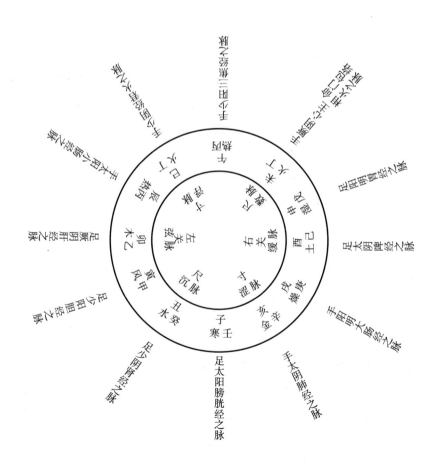

东方　　甲　风　胆　　乙　木　肝
南方　　丙　热　小肠　丁　火　心
西南方　戊　湿　胃　　己　土　脾
西方　　庚　燥　大肠　辛　金　肺
北方　　壬　寒　膀胱　癸　水　肾

甲乙　　丙丁　　戊己　　庚辛　　壬癸
风木　　热火　　湿土　　燥金　　寒水
胆肝　　小肠心　胃脾　　大肠肺　膀胱肾

丙，三焦相火，父气也。无状有名。

丁，命门包络，母气也。乃天元一气也。

甲丙戊庚壬　气温热凉寒升浮降沉

在天为天元一气，又为寒、暑、燥、湿、风、火。

在人为六腑，又为呼吸荣卫。

乙丁己辛癸　味辛甘淡咸苦酸散缓急软坚收

在地为三阴三阳，又为金、木、水、火、土、火。

在人为五脏，又为皮、肉、筋、骨、脉。

帝曰：地之为下，否乎？岐伯曰：地为人之下，太虚之中者也。帝曰：凭乎？岐伯曰：大气举之也。燥以干之，暑以蒸之，风以动之，湿以润之，寒以坚之，火以温之。故燥热在上，湿气在中，风寒在下，火游行其间，寒暑出入，故令虚而生化也，人亦应之。故心肺在上，脾胃在中，肝肾在下，三焦元气游行其间，通行十二经脉。如经行在肺之分野，以肺经言之，至肝之分野，以肝言之之类是也。以名命气，以气命处，主生化之气血，维养神明者也。衰则从火化，神气衰矣。

经脉流行逆顺 《针经·逆顺肥瘦第三十八》

黄帝曰：脉行逆顺奈何？岐伯曰：手之三阴，从脏走手，手之三阳，从手走头，足之三阳，从头走足，足之三阴，从足走腹。以上说十二经之血脉，在足少阴作元气、真气。谷气，三焦之气右迁也。此数者，乃胃气之别名也。

病有逆从治有反正论 《至真要大论》

《至真要大论》云：病有逆从，治有反正。夫四反治者，是明四经各经之病源。一经说手足二经内之病证，便是八经，治法亦然。《内经》曰：上下同法。此之谓也。

手少阳三焦之经，治法曰通因通用。据病题，止言手少阳三焦之经，便有足少阳胆之经。明见脉如筝弦无力，时时带数是也。大抵为手足经气血一般，更为所主者同，此则上下同法。余三反治仿此，不须再解也。夫圣人立通因通用之意，谓少阳春也，生化万物之始也。金石草木，羽毛鳞介，乃阴阳生化之端也。天将与之，谁能废之？故国有春分停刑之禁，十二经有取决于胆之戒。履端于始，序则不愆。故中风者，为百病之长，乃气血闭而不行，此最重疾。凡治风之药皆辛温，上通天气，以发散为体，是元气始出地之根蒂也。此手足少阳二经之病，治有三禁。不得发汗，为风证多自汗。不得下，下之则损阴，绝其生化之源。不得利小便，利之则使阳气下陷，反行阴道。实可戒也。

手少阴心之经，乃寒因热用，且少阴之经，真阴也。其心为根本，是真火也。故曰少阴经标寒本热。是内则心火为本，外则真阴为标。其脉沉细，按之洪大鼓甚而盛也。心火在内，则鼓甚洪大也。真阴为标，则脉得之沉细，寒水之体也。故仲景以大承气汤酒制大黄，煎成热吃之，以除标寒，用大黄、芒硝辛苦大寒之气味，以泻本热。以此用药，可以为万世法。

足太阳膀胱之经，乃热因寒用，且膀胱之本真寒，其经老阳也。太阳标，有阳之名，无阳之实，谓其将变阴也。其脉紧而数，按之不鼓而定虚，是外见虚阳而内有真寒也。故仲景以姜附汤久久热煎，不温服而顿服之，亦是寒也。姜、附气味俱阳，加之久久热煎，重阳之热，泻纯阴之寒，是治其本也。不温服而寒服，以此假寒治太阳标之假阳也。故为真假相对之治法也。用药处治者，当按其脉之空虚，则内伏阴寒之气，外显热证。然大渴引饮，目赤口干，面赤身热，四肢热。知□阳将绝于外，则为寒所逐，而欲先绝。其躁曰阴躁，欲坐井中者也。

手太阴肺之经，乃塞因塞用。以岁气言之，主秋主收。又况内伤饮食，其物有形，亦属于阴也。所主内而不出，故物塞其中，以食药塞令下行也。但脾胃有痞气，仲景治痞九证，惟五药，皆用黄连以泄之。兼伤之物有形质也，皆从阴物，乃寒之类，亦以大黄、枳实阴寒之药下泄之。举斯二者，是塞因塞用，又寒因寒用，可以明知之矣。

以上四经反治之法，为标本相反而不同，为病逆而不顺也，故圣人立反治之法以应之。虽言四经，以其手足经同法，乃八经也。其病为从治之法，反治也。正治者以寒治热，以热治寒，直折之也。

又经云：惟有阳明厥阴，不从标本，从乎中也。启玄子注：以厥阴司天，中见少阳。阳明司天，中见太阴。当从少阳、太阴处治。洁古老人云：殆不然也。四反治中，见有少阳、太阴二经。若举此，是重差也。夫厥阴者，为生化之源。其支在卯，二月之分。前为阳，后为阴。阳明者，为肃杀之司。其支在酉，八月之分。前为寒水，后为燥火。且二、八月者，乃阴阳之门户，为在天地分阴分阳之际。《内经》谓其分则气异，不见病传之逆顺，不能立定法，故曰疑疑之间者，阳明、厥阴，知厥阴、阳明之体也。《至真要大论》云：两阳合明也，故曰阳明。在辰、巳之间，是生化之用也。两阴交尽，故曰厥阴。在戌、亥之间，是殒杀之用也。其厥阴心包乃包络，十二经之总也。经曰：中有阳明，生杀之本。足阳明为水谷之海。又经云：万物生于土而终于土是也。标本俱阳，诸经中皆有之，故不能从其标，亦不能从其本。且手阳明喜热而恶清，足阳明喜清而恶热，足厥阴为生化之源，宜温而恶清，而手厥阴心包不系五行，是坤元一正之土，虽主生长，阴静阳躁，禀乎少阳元气，乃能生育也。若独阴不长，以此明之，是标本俱阴也。足厥阴肝，亦标本俱阴。肝为五脏之一也，受胆之气，乃能生长根荄芽甲于地中。其经乃阴之尽也。故阳明纯阳，厥阴纯阴，此二者标本不相反也。故以寒治热，以热治寒，正治之法也。从少阳生化之用，其四经好恶不同。故圣人之法，为在疑疑之间，不能立定法也。临病斟酌，若热病以寒治，寒病以热治，故曰从其中也。今明正治，假令手阳明有余，足阳明不足，当以热治寒。若足阳明有余，手阳明不足，当以寒治热。故曰以寒治热，以热治寒谓之正治。言从中者，以从合宜酌中处用药也。手足厥阴二经仿此。通而论之，是手足同身十二经反正之治法也。启玄子作中外之中，非也。或作上中下之中，亦非也。此中之义，为在难立定法处，乃不定之辞也，临病斟酌于中道合宜之义也。此理明白，易决断矣。然而此中字，是《中庸》所谓君子而时中之义也。

手足经上下同法论

夫手少阴心，标寒本热，足太阳膀胱，标热本寒。此二者标本相反，故为之反治。疑手太阳小肠，标本俱阳，又疑足少阴肾，标本俱阴。虽所受气血多少不同，俱阳俱阴亦不相逆，如何与手少阴之经相反者，同法而治哉？且如足少阴标本纯寒，若更中寒邪，便用热药以折其寒，则寒热相拒，热药不得入。不惟不得入，而邪与正相反也。兼既上下经同，其寒邪便走上犯少阴心，为大逆乱。若热药冷之如冰，或少加寒药为向导，人引之而得入，寒邪之所不相恶拒，药进而入邪中，寒散显热，热药成其功，邪气乃服。是亦为热因寒用，从反治法也，故宜上下同法。手太阳仿此。

六经禁忌_{仲景}

足太阳膀胱经，太阳为诸阳之首，此老阳也，禁下之太早。太阳寒水所伤，伤人之表，下之则去其里邪。里邪者，肠胃中实热是也。膀胱者，主小便，无滓秽。滓秽者，血病也，宜下之。膀胱主小便者，气也。治气与血各异。总以六经言之，非胃实，不当下。胃实者，里实也。不大便，日晡潮热，大渴引饮，谵语，发热恶热，乃可下也。诸经皆然。仲景云：病发于阳，下之太早，则为结胸，治之以陷胸汤、陷胸丸之类是也。病发于阴，下之太早，则为痞气。其证有九种，治之以五个泻心汤是也。夫太阳者，其病在经则头项痛，腰脊强，䐜如结，腨如裂，腰屈不得伸。此伤风、伤寒，须有此证。若脉浮缓，发热恶风自汗，乃病发于阳，表证未罢，不作里实，下之则成结胸。何故结于胸中？盖风邪伤卫，卫者，固皮毛之元气是也，皮毛，肺之标也，下之则邪入于本。故邪结胸中，肺之部也。若已成结胸，表证尚在，不可便用陷胸汤等攻之，当先解表，表解乃可攻也，痞气亦然。太阳证，头项痛，腰脊强，䐜如结，腨如裂，腰屈不得伸，病发于阴。脉浮紧，发热恶寒无汗，未传入里，下之则成痞气。痞气者，邪结心下。何故邪结心下？盖寒邪伤荣，此荣者，亦太阳所管，血之别名也，心主所主，表邪陷入于本，故心下为痞也。此太阳证不止禁下，细禁尤多。今略陈本经中一禁。若邪气在经，未渴，小便清，知邪气未入于本，只宜解表，若与五苓散利小便，谓之唤贼入家，不可与之。若已渴而表证罢，知谷消水去形亡，将传入阳明，当急与五苓散利其小便而撤其邪气，使不传阳明而愈矣。仲景曰：汗家不得重发汗。为重亡津液，必成血结膀胱。若头痛恶寒脉浮紧者，是表未解也。表证全在，虽数十汗而不为逆也。咽干者不得发汗，为津液已亡，恐重亡津液，则必成蓄血。若有小便，不得更利小便。或已有下证者，不大便，谵语，日晡所发潮热，大渴引饮者，亦禁之。若无此证，只在太阳经之本，小便黄色者，宜利之。若小便黄而迟不利之，必成小便闭塞，发为黄也。

足阳明胃之经，有二禁。尺寸脉俱长，身热目病，鼻干不得卧，不得发汗，不得利小便。夫胃者，血也，不主小便。此经得之时，戊癸化燥火，津液不得停，燥热必生。发汗利小便者，是重损津液，故禁之。

足少阳胆之经，胸胁痛而耳聋，口苦舌干，往来寒热而呕。有三禁：禁发汗，禁利小便，禁下。何故？盖经行太阳、阳明水火之间，下之犯太阳，汗之、利小便亦犯阳明，故为三禁。且胆者，无出无入，若犯此禁，必变成凶证，必得瘤疾，犯生发之气故也。此经治法，当通因通用，热因热用，为天地俱生，不可伐也，为生气之源，不可犯此禁也。仲景之法，惟宜小柴胡汤和解之。柴胡证不必悉具，但有一证，皆柴胡证也。

足太阴脾之经，尺寸脉俱沉细，腹满而嗌干，禁下之。

足少阴肾之经，尺寸俱沉，其病口燥咽干而渴，禁发汗，谓病在里，脉沉细故也。脉涩而弱者，不得下。少阴病，始得之，反发热脉沉者，麻黄细辛附子汤。

三阴，非胃实不可下。此三阴无传经，止胃实得下也。

辨伤寒只传足经不传手经

伤寒受病之由，皆出《热论》一篇而已，皆传足经，不传手经，何也？盖伤寒病冬月得之，足太阳膀胱经为首，次至足厥阴肝经为尾。此病惟伤北方与东方，及戌上有足阳明胃湿之专位，兼丑上有足太阴脾土之专位。盖足之六经，皆在东北之方。经云：冬伤于寒，即发者为伤寒，春发为温病，夏发为瘟疫，为病最重，此之谓也。仲景云：无奇经则无伤寒，缘奇经皆附足之六经，不附手经。寒邪只伤足经者，为有奇经故也。足太阳为巨阳，为老阳，又为诸阳之首，故多传变尔。太阳传阳明谓之微邪，是水传土也，又谓之循经得度传。太阳传少阳谓之越经传，太阳传太阴谓之误下传，太阳传少阴谓之表里传。传变之邪，太阳为甚。复传少阴，水胜火，火胜水，此南北二方之变，顷刻之间，其害人也甚于太阳多矣。若辨之不早，必成不救之疾，况乱投汤药者乎？太阳传厥阴，谓之首尾传，灾害至重，不为不多矣。

三焦统论 《三十一难》

三焦，有名无形，主持诸气，以象三才之用。故呼吸升降，水谷往来，皆待此以通达。是以上焦在心下，主内而不出，中焦在胃中脘，主腐熟水谷，下焦在脐下，主分别清浊，出而不内。统而论之，三者之用，本于中焦。中焦者，胃脘也。天五之冲气，阴阳清浊自此而分，十二经络自此而始。或不得其平，则寒热偏胜，虚实不同，荣卫涩滞，清浊不分，而生诸病。故曰气会三焦，手少阳脉通于膻中。膻中者，臣使之官，为气之海。审此，则知三焦者，冲和之本。

三焦病 《针经·邪气脏腑病形第四》

《黄帝针经》谓三焦病者，腹胀气满，不得小便，窘急，溢则为水，水则为胀。夫三焦者，决渎之官，水道出焉。上焦者，其治在膻中，膻中为气海。中焦主腐熟水谷。下焦当膀胱上口，主分别清浊。今三焦俱病，故腹胀气满，不得小便，溢而为水为胀也。治宜升降气道，则胀满自消，水道自利矣。

膈咽不通并四时换气用药法 同上

《黄帝针经》云：胃病者，腹䐜胀，胃脘当心而痛，上支两胁，膈咽不通，食饮不下，取三里。夫咽者，咽物之门户也。膈者，上焦胸中心肺之分野。不通者，升降之气上下不得交通。又云：清气在下，则生飧泄。飧泄者，谓泄黄如糜，米谷不化者是也。浊气在上，则生膜胀。腹中膜满不得大便，或大便难，或先结后溏，皆是也。浊气在上，当降而不降者，乃肾肝吸入之阴气，不得下而反在上也。胃气逆上，或为呕、或为吐、或为哕者，是阴火之邪上冲，而吸入之气不得入，故食不得下也。此皆气冲之火，逆胃之脉，反上而作者也。清气在下，则生飧泄者，胃气未病之日，当上行心肺而营经也。因饮食失节，劳役形体，心火乘于土位，胃气弱而下陷于阴中，故米谷入而不得升，反降而为飧泄也。膈咽之间，交通之气，不得表里者，皆冲脉上行，逆气所作也。盖胃病者，上支两胁，膈咽不通，食饮不下，取之三里者是也。

经云：清浊相干，乱于胸中，是为大悗。悗者，惑也。气不交通，最为急证。不急去之，诸变生矣。圣人治此有要法：阳气不足，阴气有余，先补其阳，后泻其阴。是先令阳气升发在阳分，而后泻阴也。春夏之月，阴气在经，当益其经脉，去其血络。秋冬阳气降伏，当先治其脏腑。若有噎、有塞，塞者，五脏之所生，阴也，血也，噎者，六腑之所生，阳也，气也。二者皆由阴中伏阳而作也。今立四气用药并治法于后。

冬三月，阴气在外，阳气内藏。当外助阳气，不得发汗，内消阴火，勿令泄泻，此闭藏周密之大要也。盛冬乃水旺之时，水旺则金旺，子能令母实。肺者，肾之母，皮毛之阳，元本虚弱，更以冬月助其令，故病者善嚏，鼻流清涕，寒甚出浊涕，嚏不止，比常人大恶风寒，小便数而欠。或上饮下便，色清而多，大便不调，夜常无寐。甚则为痰咳，为呕，为哕，为吐，为唾白沫，以至口开目瞪，气不交通欲绝者，吴茱萸丸主之。

吴茱萸丸

吴茱萸　草豆蔻各一钱二分　橘皮　益智仁　人参　黄芪　升麻各八分　泽泻　白僵蚕　姜黄　柴胡各四分　当归身　炙甘草各六分　木香二分　青皮三分　大麦蘖一钱五分　半夏一钱

上件为细末，汤浸蒸饼为丸，如绿豆大。细嚼三十丸，白汤送下，无时。

夏三月大暑，阳气在外，阴气在内，以此病而值此时，是天助正气而挫其邪气，不治而自愈矣。然亦有当愈不愈者，盖阴气极盛，正气不能伸故耳。且如膈咽不通，咽中如梗，甚者前证俱作，治法当从时。利膈丸泄肺火，以黄芪补中汤送下。如两足痿厥，行步怔然，欹侧欲倒，臂臑如折，及作痛而无力，或气短、气促而喘，或不足以息，以黄芪、人参、甘草、白术、苍术、泽泻、猪苓、茯苓、橘皮等作汤，送下滋肾丸一百五十丸。

六、七月之间，湿热之令大行。气短不能言者，加五味子、麦门冬。如心下痞，膨闷，食不下，以上件白术、苍术等汤，送下消痞丸五七十丸，更当审而用之。

利膈丸　主胸中不利，痰嗽喘促，脾胃壅滞。

木香七钱　槟榔七钱半　厚朴姜制，二两　人参　藿香叶　枳实麸炒　炙甘草　当归各一两　大黄酒浸，焙，秤二两

上为细末，滴水为丸，或少用蒸饼亦可，如桐子大。每服三五十丸，食后诸饮下。

消痞丸　治一切心下痞闷，及积年久不愈者。

黄连去须拣净，炒，六钱　黄芩刮黄色，六钱　姜黄　白术各一两　人参四钱　炙甘草二钱　缩砂仁三钱　枳实麸炒黄色，半两　橘皮四钱　干生姜二钱　半夏汤洗七次，四钱　曲炒黄色，二钱　一方加泽泻、厚朴各三钱　猪苓二钱半

上为极细末，汤浸蒸饼为丸，如桐子大。每服五七十丸至百丸，白汤送下，食后服。

黄芪补中汤

黄芪一钱　人参八分　炙甘草　白术　苍术　橘皮各半两　泽泻　猪苓　茯苓各三分

上㕮咀，都作一服，水二盏，煎至一盏，去滓。大温送下上件丸药。

本草十剂

宣，可以去壅，姜、橘之属是也，此大略言之。盖外感六淫之邪，欲传入里，三阴尚实而不受逆，邪气干胸中，窒塞不通，而或哕、或呕，所谓壅也。仲景云：呕多，虽有阳明证，不可攻之，况干哕者乎？三阴者，脾也。故单用生姜宣散必愈。若呕者有声而有物，邪在胃系，未深入胃中，以生姜、橘皮治之，或以藿香、丁香、半夏，亦此之类，投之必愈。此天分、气分虚无处，一无所受，今乃窒塞。仲景谓：膈之上属上焦，悉属于表，或有形质之物，因而越之则可，若气壅则不可越之者，吐也，亦无下之理，破气药也辛泻气。若阴虚秽气逆上，窒塞，呕哕，不足之病，此地道不通也。止当用生地黄、当归、桃仁、红花之类，和血、凉血、润血，兼用甘药以补其气，微加大黄、芒硝以通其闭。大便利，邪气去，则气逆、呕哕自不见矣。复有胃中虚热，谷气久虚，发而为呕哕者，但得五谷之阴以和之五谷皆属阴，或食或饮白汤皆止呕哕，则呕哕自止。且如小儿癍后，余热不退，痂不收敛，大便不行，是谓血燥，则当以阴药治血，因而补之，用清凉饮子，通利大便而泻其热也。洁古云：凉风至而草木实。夫清凉饮子，乃秋风撤热之剂。伤寒家，邪入于里，日晡潮热，大渴引饮，谵语，躁狂，不大便，是谓胃实，乃可攻之。夫胃气为湿热所伤，以承气汤泻其土实，元气乃得周流，承气之名于此见矣。今哀世人，以苦泻火，故备陈之。除热泻火，非甘寒不可。以苦寒泻火，非徒无益，而反害之，故谆谆及此。至如孙真人言：生姜，呕家之圣药。谓上焦气壅表实而言之，非以泻气而言之也。

若脾胃虚弱，谷气不行，荣卫下流，清气不上，胸中闭塞，惟益胃推扬谷气而已，不宜泻也。若妄以泻气、泻血药下之，下之则转增闭塞疼痛，或变作结胸，复下其膈，由此致危者多矣。经云：呵欠，哕，嚏，振寒，噫，嚏，弹，涕泪出，太息，涎下，耳中鸣，自啮舌、颊、唇，视主病者补之。此十二邪者，皆奇邪之走空窍者也。凡邪之所在，皆为不足，宜补而不宜泻。空窍者，胃之清气能通也。胃气虚则谷气不上行，是气路不利。经云：廉泉、玉英者，津液之道路也。津液不上，胸中气路不开，亦令人哕，勿作外实，以辛药生姜之类泻其壅滞。盖肺气已虚，而反泻之，是重泻其气，必胸中如刀劙之痛，与正结胸无异，亦声闻于外，用药之际，可不慎哉！

通，可以去滞，通草、防己之属是也。防己大苦寒，能泻血中大热之滞也，亦能泻大便。与大黄气味同者，皆可泻血滞，岂止防己而已。通草甘淡，能助西方秋气下降，利小便，专泻气滞也。小便气化，若热绝津液之源于肺经，源绝则寒水断流，故膀胱受湿热，津液癃闭、约缩，小便不通，宜以此治之。其脉右寸洪缓而数，左尺亦然，其证胸中烦热，口燥舌干，咽嗌亦干，大渴引饮，小便淋沥或闭塞不通，胫酸脚热，此通草主之。凡与通草同者，茯苓、泽泻、灯草、猪苓、琥珀、瞿麦、车前子之类，皆可以渗泄利其滞也。此虽泄气滞小便不利，于肺中有所未尽尔。

予昔寓长安，有王善夫病小便不通，渐成中满，腹大坚硬如石，壅塞之极，脚腿坚胀，破裂出黄水，双睛凸出，昼夜不得眠，饮食不下，痛苦不可名状。其亲戚辈求治，病人始病不渴，近添呕哕，所服治中满、利小便之药甚多。细思《素问》云：无阳者，阴无以生，无阴者，阳无以化。膀胱，津液之府，气化乃能出矣。此病小便癃闭，是无阴，阳气不化者也。凡利小便之药，皆淡味渗泄为阳，止是气药，谓禀西方燥金之化，自天降地，是阳中之阴，非北方寒水，阴中之阴所化者也。此盖奉养太过，膏粱积热，损北方之阴，肾水不足。膀胱，肾之室，久而干涸，小便不化，火又逆上而为呕哕，非膈上所生也，独为关，非格病也。洁古曰：热在下焦，填塞不便，是治关格之法。今病者，内关外格之证悉具，死在旦夕，但治下焦乃可愈。遂处以禀北方之寒水所化，大苦寒气味者黄柏、知母各二两，酒洗之，以肉桂为之引用，所谓寒因热用者也。同为极细末，煎熟水为丸，如桐子大，焙干，空腹令以沸汤下二百丸。少时来报，药服须臾，如刀刺前阴火烧之痛，溺如瀑泉涌出，卧具尽湿，床下成流，顾盼之间，肿胀消散，故因记之。或曰：防己之性若何？曰：防己大苦寒，能泄血中之湿热，通血中之滞塞，补阴泻阳，助秋冬泻春夏药也。比之于人，则险而健者也。险健之小人，幸灾乐祸，遇风尘之警，则首为乱阶。然而见善亦喜，逢恶亦怒，如善用之，亦可以敌凶暴之人，保险固之地。此瞑眩之药，圣人有所存而不废耳。大抵闻其臭则可恶，下咽则令人身心为之烦乱，饮食为之减少。至于十二经有湿热，壅塞不通，及治下疰脚气，除膀胱积热，而庇其基本，非此药不可。真行经之仙药，无可代之者。复有不可用者数事：若遇饮食劳倦，阴虚生内热，元气、谷气已亏之病，以防己泄大便则重亡其血，此不可用一也；如人大渴引饮，是热在上焦肺经气分，宜淡渗之，此不可用二也；若人久病，津液不行，上焦虚渴，宜补以人参、葛根之甘温，用苦寒之剂则速危，此不可用三也。若下焦有湿热，流入十二经，致二阴不通，然后可审而用之耳。

补，可以去弱，人参、羊肉之属是也。夫人参之甘温，能补气之虚，羊肉之甘热，能补血之虚。羊肉，有形之物也，能补有形肌肉之气。凡气味与人参、羊肉同者，皆可以补之，故云属也。人参补气，羊肉补形。形气者，有无之象也。以大言之，具天地两仪者也，以小言之，则人之阴阳气血也。以之养生，则莫重于斯。以天地物类论之，则形者，坤土也，人之脾胃也，乃生长万物也。地欲静，静则万物安。坤元一正之土，亘古不迁者也。耕种之土，乃五行运用者也。动之有时，春耕是也。若冬时动之，令天气闭藏者泄，地气凝聚者散，精气竭绝，万化不安。亦如人之劳役形体，则大病生焉。故曰：不妄作劳则明。当静之时，若劳役妄作，则百脉争张，血脉沸腾，精气竭绝，则九窍闭塞，卫气散解。夫以人参、甘草之类治其已病，曷若救其未病，为拔本塞源之计哉。

经云：志闲少欲，饮食有节，起居有常，减其思虑，省语养气，庶几于道，何病之有。如或不慎，病形已彰，若能调其脾胃，使荣气旺，清气上升，则四脏各得其所。以气论之，天地人三焦之气各异。损其脾者，益其气。损其脾胃，调其饮食，适其寒温。黄芪之甘温，能补皮毛之气；人参之甘温，能补肺之气；甘草之甘温，能补脾胃之中经营之气。肺主诸气，气旺则精自生，形自盛，血气以平。故曰：阳生则阴长，此之谓也。血不自生，须得生阳气之药，血自旺矣，是阳主生也。若阴虚单补血，血无由而生，无阳故也。仲景以人参为补血药，其以此欤。乃补气、补血之大略也。

泄，可以去闭，葶苈、大黄之属是也。此二味皆大苦寒，气味俱厚，葶苈不减大黄，又性过于诸药，以泄阳分肺中之闭也。亦能泄大便，为体轻象阳故也。大黄之苦寒，能走而不守，泄血闭也。血闭者，谓胃中粗秽有形之物闭塞者也。阳明病，胃家实是也。日晡潮热，大渴躁作，有形之热，故泄其大便，使通和汗出而愈矣。一则治血病，泄大便。一则泄气闭，利小便。若经络中及皮毛、分肉间但有疼痛，一概用牵牛、大黄下之，乖戾甚矣。通则不痛，痛则不通。痛随利减，当通其经络，则疼痛去矣。如轻可以去实，麻黄、葛根之属是也。谓如头痛，当以细辛、川芎之类通之，则无所凝滞，即痛随利减也。臂痛，有六道经络，究其痛在何经络之闭，以行本经，行其气血，气血通利则愈矣。若表上诸疼痛便下之，则不可，当详细而辨之也。

轻，可以去实，麻黄、葛根之属是也。夫六淫有余之邪，客于阳分皮毛之间，腠理闭拒，谓之实也。实者，荣卫气血不行之谓也。宜以轻利开腠理，致津液通气也。皮毛、经络寒邪之实去矣。故二药之体，轻清成象，象气之轻浮也。寒邪为实，轻可以去之，然大同而小异。盖麻黄微苦，为阴之阳，可入足太阳寒水之经。其经循背下行，本寒而又受外寒，汗出乃愈，当以发之。葛根味甘温，可以发足阳明燥金之经，身以前所受寒邪也，非正发汗之药。谓阳明禁发汗、利小便，但解去经络、肌肉间寒邪，则气和汗自出矣。麻黄专发汗，去皮毛气分寒邪，葛根和解血分寒邪。乃一阴一阳，能泻表实，不能泻里实。若饮食劳倦，杂病自汗表虚之证，认作有余，便用麻黄发之，汗大出，则表益虚。此盖不知表虚宜补其亡阳，闭其自汗。秋冬用桂枝，春夏用黄芪代之。黄芪者，能治虚劳。自汗，阳明标病者也。阳明胃主自汗、小便数。若以人参、甘草之类补之，脾胃实，脾胃实则卫气行，卫气行则表自实，表既实，自汗何由而出？清气上行，虽飧泄亦止矣，此治其本也。葛根虽为和解之药，亦不可用，用之则重虚其表。仲景所论内外不足自汗之证，大禁发汗、利小便。若已经发汗，寒邪未去，虽发汗数多，不可禁也。寒邪已去，重发其汗，则脱人元气。若多汗、小便赤涩，不得利小便，为汗夺津液故也。汗家不得重发汗，小便多不得发汗，汗多不得利小便，小便多不得重利小便。圣人所以切禁此者，为津液乃气血之基本也。一云亡阳，一云脱血，病人重发汗，重利小便，必脱元气，七神无依，则必危困矣。因辨麻黄、葛根之宜禁，故兼及之。

卷三

中风同堕坠论 《针经·贼风第五十八》

夫从高坠下，恶血留于内，不分十二经络。圣人俱作风中肝经，留于胁下，以中风疗之。血者，皆肝之所主，恶血必归于肝，不问何经之伤，必留于胁下，盖肝主血故也。痛甚，则必有自汗。但人有汗出，皆为风证。诸痛皆属于肝木，既败血凝泣，从其属入于肝也。从高坠下，逆其上行之血气非肝而何？非伤风无汗，既自汗，必是化也。以破血行经之药治之。

复元活血汤 治从高坠下，恶血留于胁下及疼痛不可忍。

柴胡半两 栝楼根 当归各三钱 红花 甘草 穿山甲炮，各二钱 大黄酒浸，一两 桃仁酒浸，去皮尖，研如泥，五十个

《黄帝针经》云：有所堕坠，恶血留内，若有所大怒，气上而不行，下于胁则伤肝。肝胆之经俱行于胁下，经属厥阴、少阳，宜以柴胡为引用为君，以当归和血脉。又急者，痛也，甘草缓其急亦能生新血甘生血，阳生阴长故也，为臣。川山甲、栝楼根、桃仁、红花破血润血为之佐。大黄酒制，以荡涤败血为之使。气味和合，气血各有所归，痛自去矣。

上件除桃仁外，剉如麻豆大，每服一两，水一盏半，酒半盏，同煮至七分，去滓。大温服之，食前。以利为度，得利痛减不尽服。

乳香神应散 治从高坠下，疼痛不可忍及腹中疼痛。

乳香 没药 雄黑豆 桑白皮 独科栗子各一两 破故纸二两，炒香

上为细末，每服半两，醋一盏，于砂石器内煎至六分，入麝香少许，去滓。温服。

当归导滞散 治落马坠车，打扑损伤瘀血，大便不通，红肿青黯，疼痛昏闷，畜血内壅欲死。

川大黄一两 川当归一分 麝香少许

上三味，除麝香另研外，为极细末研匀。每服三钱，热酒一盏调下，食前。

内瘀血去，或骨节折，疼痛不可忍，以定痛接骨紫金丹治之。

紫金丹

川乌头炮　草乌头炮，各一两　五灵脂　木鳖子去壳　骨碎补　威灵仙　金毛狗脊　自然铜醋焠七次　防风　地龙去土　乌药　青皮去白　陈皮去白　茴香　黑牵牛各半钱　乳香　没药　红娘子　麝香各二钱半　禹余粮石醋炒，四两

上为细末，醋面糊为丸，如桐子大。每服十丸至二十丸，温酒调下。病在上，食后，病在下，食前。

圣灵丹　治打扑损伤及伤折，疼痛不可忍者。

乳香半两　乌梅去核，五个　莴苣子一大盏，炒黄，取二两八钱　白米一捻

上为细末，炼蜜和丸，如弹子大。每服一丸，细嚼热酒送下。吃了一伏时不痛，如痛再服。

卫气留于腹中畜积不行 《针经·卫气失常第五十九》

凡卫气留于腹中，积蓄不行，脉弦急及腹皮急，菀蕴不得常所，支胁胃中满，喘呼逆息者。

调中顺气丸　治三焦痞滞，水饮停积，胁下虚满，或时刺痛。

木香　白豆蔻仁　青皮去白　陈皮去白　京三棱炮，各一两　大腹子　半夏汤洗七次，各二两　缩砂仁　槟榔　沉香各半两

上为细末，水糊为丸，如桐子大。每服三十丸，渐加至五十丸，煎陈皮汤下。

沉香导气散　治一切气不升降，胁肋刺痛，胸膈闭塞。

沉香　槟榔各二钱半　人参　诃子肉　大腹皮剉、炒，各半两　乌药剉　麦蘗炒　白术　神曲炒　厚朴姜制　紫苏叶各一两　香附炒，一两半　姜黄　红皮　炙甘草各四两　京三棱炮　广茂炮　益智仁各二两

上为极细末，每服二钱，食前沸汤点服。

卷四

浊气在上则生䐜胀 《阴阳应象大论》

清气在下，则生飧泄，浊气在上，则生䐜胀。此阴阳反作，病之逆从也。饮食失节，则为胀。又湿热亦为胀。右关脉洪缓而沉弦，脉浮于上，是风、湿、热三脉合而为病也。是脾胃之令不行，阴火亢甚，乘于脾胃，故膈咽不通，致浊阴之气不得下降，而大便干燥不行。胃之湿，与客阴之火俱在其中，则胀作。使幽门通利，泄其阴火，润其燥血，生益新血，则大便不闭，吸门亦不受邪，浊阴得下归地也。经云：中满者，泄之于内，此法是也。

木香顺气汤 治浊气在上则生䐜胀。

木香三分 厚朴姜制，四分 青皮去白 陈皮 益智仁 白茯苓去皮 泽泻 干生姜 半夏汤洗 吴茱萸汤洗，各二分 当归五分 升麻 柴胡各一分 草豆蔻面裹烧，去皮，三分 苍术泔浸，三分

上㕮咀，都作一服，水二大盏，煎至一盏，去滓。大温服，食前。忌生冷、硬物及怒。

经云：留者行之，结者散之。以柴胡、升麻苦平，行少阳、阳明二经，发散清气，运行阳分为君。以生姜、半夏、草豆蔻仁、益智仁辛甘大热，消散中寒为臣。厚朴、木香、苍术、青皮苦辛大温，通顺滞。当归、人参、陈皮辛甘温，调和荣卫，滋养中气。浊阴不降，以苦泄之。吴茱萸苦热，泄之者也。气之薄者，阳中之阴，茯苓甘平，泽泻咸平，气薄，引导浊阴之气自天而下，故以为佐。气味相合，散之、泄之、上之、下之，使清浊之气，各安其位也。

范天骐夫人，先因劳役饮食失节，加之忧思气结，病心腹胀满，且食则不能暮食，两胁刺痛，诊其脉弦而细，至夜浊阴之气当降而不降，䐜胀尤甚。大抵阳主运化，饮食劳倦损伤脾胃，阳气不能运化精微，聚而不散，故为胀满。先灸中脘，乃胃之募穴，引胃中生发之气，上行阳道，又以前药助之，使浊阴之气，自此而降矣。

沉香交泰丸 治浊气在上，而扰清阳之气，郁而不伸以为䐜胀。

沉香 白术 陈皮去白，各三钱 枳实麸炒去穰 吴茱萸汤洗 白茯苓去皮 泽泻 当归洗 木香 青皮去白，各二钱 大黄酒浸，一两 厚朴姜制，半两

上件各拣净，同为细末，汤浸蒸饼为丸，如桐子大。每服五十丸至七八十丸，温白汤下，食前。微利即止。

呕咳气喘 《阳明脉解》

所谓呕咳上气喘者，阴气在下，阳气在上，诸阳气浮，无所依从，故呕咳上气喘也。

加减泻白散 治阴气在下，阳气在上，咳嗽、呕吐、喘促。

桑白皮一两 地骨皮七钱 甘草 陈皮 青皮去白 五味子 人参去芦，各半两 白茯苓三钱

上咬咀，每服四钱，水一盏半，入粳米十粒，同煎至一盏，去滓。大温服，食后。

神秘汤 治病人不得卧，卧则喘者，水气逆上乘于肺，肺得水而浮，而使气不通流，其脉沉大，宜此治之。

橘皮洗 生姜 紫苏叶 人参 桑白皮剉，炒，各半两 木香 白茯苓去皮，各三钱

上咬咀，以水三升，煎至一升，去滓。大温分三服。

加减三奇汤 治咳嗽上气，痰涎喘促，胸膈不利。

桔梗去芦，半两 半夏汤洗，七钱 陈皮去白 甘草 青皮去白 人参去芦，各半两 杏仁三钱，研 五味子四钱 加紫苏叶、桑白皮各半两

上咬咀，每服四钱，水二大盏，生姜三片，煎至一盏，去滓。大温服，食后。

卷五

饮食劳倦论 《调经论》

古之至人，穷于阴阳之化，究乎生死之际，所著《内经》，悉言人以胃气为本。人受水谷之气以生，所谓清气、营气、运气、卫气、春升之气，皆胃气之别称也。夫胃为水谷之海，饮食入胃，游溢精气，上输于脾，脾气散精，上归于肺，通调水道，下输膀胱，水精四布，五经并行，合于四时五脏阴阳，揆度以为常也。苟饮食失节，寒温不适，则脾胃乃伤，又喜怒忧恐损耗元气，既脾胃气衰，元气不足而心火独盛。心火者，阴火也，起于下焦，其系系于心。心不主令，相火代之。相火，下焦包络之火，元气之贼也。火与元气不两立，一胜则一负，脾胃气虚则下流于肾肝，阴火得乘其土位。故脾胃之证始得之，则气高而喘，身热而烦，其脉洪大而头痛，或渴不止，其皮肤不任风寒而生寒热。盖阴火上冲，则气高喘而烦热，为头痛、为渴而脉洪。脾胃之气下流，使谷气不得升浮，是春生之令不行，则无阳以护其营卫，故不任风寒，乃生寒热，此皆脾胃之气不足所致也。然而外感风寒所得之证颇同而实异。内伤脾胃乃伤其气，外感风寒乃伤其形。伤其外为有余，有余者泻之，伤其内为不足，不足者补之汗之、下之、吐之、克之之类皆泻也；温之、和之、调之、养之之类皆补也。内伤不足之病，苟误认作外感有余之病，而反泻之，则虚其虚也。实实虚虚，损不足而补有余，如此死者，医杀之耳。然则奈何？曰：惟当以辛甘温之剂补其中而升其阳，甘寒以泻其火则愈矣。劳者温之，损者温之，温能除大热。大忌苦寒之药泻其土耳。今立补中益气汤主之。

补中益气汤

黄芪五分，病甚劳役热甚者一钱　当归身二钱，酒焙干或日干，以和血脉　人参去芦，三钱，有嗽去之　白术三分，以调中气　柴胡二分，引清气上升，行少阳之经　炙甘草五分　升麻二分，引胃气上腾而复其本位，便是行春升之令　橘皮三分，以导滞气，又能益元气，得诸甘药乃可，若独用，泻胃气　一方加白芍药、黄柏、红花。

上件咬咀，都作一服，水二盏，煎至一盏，去粗。大温服，食远。

夫脾胃虚者，因饮食劳倦，心火亢盛而乘其土位，其次肺气受邪，须用黄芪最多，甘草、人参次之。脾胃一虚，肺气先绝，故用黄芪以益皮毛而闭腠理，不令自汗损其元气。上喘气短，人参以补之。心火乘脾，须炙甘草之甘，以泻火热而补脾胃中元气。若脾胃急痛，并大虚腹皮急缩者，最宜多用，急者缓之。胃中清气在下，必加升麻、柴胡以引之，引黄芪、甘草上升，能补卫气之散解，以缓带脉之缩急。二味苦平味薄者，阴中之阳，而引清气上升也。黄芪、人参、甘草三味，皆甘温为主，凡脾胃虚，乃必用之药。气乱于胸，为清浊相干，用去白橘皮以理之，又能助阳气之升，以散滞气，助诸甘辛为用也。口干、嗌干者，加葛根。脾胃气虚不能升浮，为阴火，伤其生发之气，荣血大亏，营气不营。阴火炽盛，是血中伏火日渐煎熬，血气日减。心包与心主血，血减则心无所养，致使心乱而烦，病名曰悗。悗者，心惑而烦闷不安也。故加辛温、甘温之剂生阳，阳生则阴长。或曰：甘温何能生血？云：仲景之法，血虚以人参补之，阳旺则能生阴血，更加当归和之，又宜加黄柏以救肾水，能泻阴中之伏火。如烦犹不止，少加生地黄补肾水，水旺而心火自降。如气浮心乱，以朱砂安神丸镇固之则愈。

朱砂安神丸

朱砂半两，另研，水飞，阴干，秤　黄连去须，拣净，酒洗，秤，六钱　炙甘草五钱半　生地黄二钱半　当归去芦，二钱半

上件四味为细末，另研朱砂，水飞如尘，阴干为衣，汤浸蒸饼为丸，如黍米大。每服十五丸，津唾咽之，食后。热淫所胜，治以甘寒，以苦泻之。以黄连之苦寒，去心烦，除湿热，为君。以甘草、生地黄之甘寒，泻火补气，滋生阴血，为臣。以当归补其血不足，朱砂纳浮溜之火而安神明也。

四时用药加减法

长夏湿土，客邪大旺，加苍术、白术、泽泻，上下分消其湿热之气。湿热大胜，主食不消，故食减不知谷味，则加曲以消之。加五味子、麦门冬，助人参泻火、益肺气，助秋损也，在三伏中为圣药。

填塞咽喉，阳气不得出，病名曰塞；阴气不得降，病名曰噎。噎塞迎逆于咽喉、胸膈之间，令诸经周身阳气不行，令人口开、目瞪、气欲绝者，何也？清气在阴，浊气在阳，清浊相干，乱于胸中，是为大悗。夏月加青皮、陈皮、益智、黄柏泄阴火之上逆，或以消痞丸、滋肾丸各七八十丸则愈。冬月加吴茱萸大热大辛苦之味，以泻阴寒之气则愈。食不消，则加炒曲空心，约宿食消尽服之，待少时，以美膳压之，不令胸中停留也。食不下，乃胸中有寒、胃上有寒或气寒涩滞，加青皮、陈皮、木香，此三味为定法。

冬月加益智仁、草豆蔻仁。夏月少加黄芩、黄连。秋更加槟榔、草豆蔻仁、缩砂仁、白豆蔻仁。如春初犹寒，更少加辛热之剂，以补春气之不足，为风药之佐，益智、草豆蔻可也。

冬月咳嗽者，加不去节麻黄五分，如秋凉亦加。如春月天温，只加佛耳草、款冬花各三分。若痰嗽久病，肺中伏火者，去人参，防痰嗽增益耳。然调和阴阳血气之际，甘温为必用之药。

脉洪大兼见热证，少加黄芩、黄连、生地黄、甘草。

脉缓显沉，困怠堕无力者，湿胜也，加苍术、泽泻、人参、白茯苓、五味子。

脉涩气滞涩者，加当归身、木香、天门冬、青陈皮。觉寒者，加桂枝、黄芪不足病虽见热证，须加寒热药，不宜多，以从权。

头痛有痰，沉重懒倦者，乃太阴痰厥头痛，加半夏五分、生姜三二分。若更烦乱，如腹中或周身有刺痛，皆血涩不足，加当归身。

胁下急或痛甚，俱加柴胡、甘草、人参。

腹中气上逆者，冲脉逆也，加黄柏三分、黄连二分以泻之。

多唾或唾白沫，胃口上停寒也，加益智仁。如少气不足以息，服正药二三服犹气短促，此膈上及皮表间有寒所遏，当引阳气上升则愈。多加羌活、独活、升麻、柴胡，藁本次之，黄芪倍之。扪之而肌热者，表证也。只服正药一二服，得微汗则已。

躁热，作蒸蒸而热者，肾间伏火上腾也。加黄柏、生地黄各三分。脚膝痿软，行步乏力或痛，乃肾肝伏热。少加黄柏，空心服。如不愈，更加汉防己五分则愈。使脚膝中气力涌出矣。

脉缓，有痰而痞，加半夏、黄连。

脉弦，四肢满闷，便难而心下痞，加黄连、柴胡、甘草。

大便秘燥，心下痞，加黄连、桃仁，少加大黄、当归身。

心下痞，夯闷者，加白芍药、黄连。

心下痞，腹胀，加五味子、白芍药、缩砂仁。如天寒，少加干姜或中桂。

心下痞，觉中寒，加附子、黄连。

心下痞，加黄连、生姜、橘皮。冬月加黄连、木香、藿香叶。

能食而心下痞，加黄连五分、枳实三分。

胸中气滞，加去白青皮。

嗌痛颔肿，脉洪大面赤者，加黄芩、桔梗、甘草。

耳鸣目黄，颊、颔肿，头、肩、臑肘臂外后廉痛，面赤脉洪大者，以羌活、防风、甘草、藁本以通其经血，加黄芩、黄连消其肿，人参、黄芪益元气而泻火邪。如脉紧面白喜嚏，或面色恶者，皆寒也，亦羌活等四味中加之，当泻足太阳也，不用寒药。

小便遗失，肺金虚也，宜安卧养气，以黄芪、人参之类补之。不愈，是有热也，加黄柏、生地黄，切禁劳役。

卧而多惊，小便淋溲者，邪在少阳、厥阴，亦宜太阳经所加之药，更添柴胡半钱。如淋，加泽泻半钱，以下焦风寒合病也。肾肝之病同一治，为俱在下焦，非风药行经则不可，乃受客邪之湿热也，宜升举发散以除之。

头痛加蔓荆子半分，痛甚加川芎二分。顶痛、脑痛加藁本三分。若苦头痛加细辛二分。诸头痛并用此四味足矣。

脐下痛者，加熟地黄三分。不已者，大寒也。其寒从传变中来，加肉桂三分。遍阅《内经》，少腹痛皆寒，非伤寒厥阴之证也仲景以抵当汤、丸主之，乃血结下焦膀胱。

身有疼痛，及身重者，湿也，以五苓散主之。如风湿相抟，一身尽痛，加羌活、防风各五分，升麻、柴胡各五分，藁本、苍术各一钱。所以然者，为风药也，能胜湿，故另作一服与之。

肩背痛，汗出，小便数而欠者，风热乘肺，肺气郁甚也，当泻风热则愈，以人参益肺散主之。

人参益肺散

柴胡　升麻　黄芪各一钱　羌活　防风　人参　甘草　陈皮各五分　藁本三分　青皮　黄芩　白豆蔻仁各二分

上㕮咀，都作一服，水二盏，煎至一盏，去滓。温服，食后。如面色白，脱色气短者，不可服。

肩背痛不可回顾者，此手太阳气郁而不行，以风药散之。脊痛项强，腰似折、项似拔者，此足太阳经不通行，以通气防风汤主之。

通气防风汤

羌活　独活各一钱　藁本　防风　甘草各五分　川芎　蔓荆子各三钱

上㕮咀，都作一服，水二盏，煎至一盏，去滓。温服，空心。如身重，腰沉沉然，经中有寒湿也，更加酒洗汉防己五分，轻者附子，重者川乌头。腹中痛，不恶寒，加黄芩、芍药。腹中痛，恶寒，而脉弦者，小建中汤；如脉沉细者，理中汤之类主之。腹痛在寒凉时，加半夏、益智、草豆蔻之类。

胃脘当心而痛，气欲绝者，胃虚之极也，俗言"心痛"，以草豆蔻丸主之。

草豆蔻丸

草豆蔻一钱四分，面裹烧熟，去皮脐，秤　吴茱萸汤洗去苦，焙，秤　益智仁陈皮　白僵蚕　黄芪　人参各八分　生甘草　炙甘草　当归身　青皮各六分　神曲末　姜黄各四分　桃仁去皮尖，汤浸，七个　泽泻一钱，小便数减半　半夏汤洗七次，一钱　大麦蘖炒黄，钱半　柴胡四分，详胁下痛多少用之

上一十八味，除桃仁另研如泥外，为极细末，同研匀，汤浸蒸饼为丸，如桐子大。每服三十丸，热白汤送下，食远。旋斟酌多少用之。

夫脾胃之证，始则热中，终则寒中。阴盛生内寒，厥气上逆，寒气积于胸中，是肾水反来侮土，此所谓胜者妄行也。作中满腹胀，作涎，作清涕，或多溺，足下痛不能任身履地，骨乏无力，喜唾，两丸多冷，时作阴阴而痛，或妄见鬼状，梦亡人、腰背、胛眼、腰脊皆痛，而不渴不泻。不渴不泻则温气去，寒独留，寒独留则血凝冱，血凝冱则脉不通，故其脉盛大以涩，曰寒中，当以白术附子汤主之。

白术附子汤

白术　附子炮，去皮脐　苍术　陈皮　厚朴姜制　半夏汤洗七次　茯苓　泽泻猪苓去皮，半两　肉桂四钱

上件剉如麻豆大，每服半两，水三盏，生姜三片，同煎至一盏，去滓。食前温服。量病人虚实加减多少。

滑脉生癞疝 《四时刺逆从论》

丁香楝实丸 治男子七疝，痛不可忍，妇人瘕聚带下，皆任脉所主，阴经也，乃肾肝受病，治法同归于一。

当归去芦，剉碎　附子炮制去皮脐，剉　川楝子剉碎　茴香炒

上四味各一两，剉碎，以好酒三升同煮，酒尽为度，焙干作细末，每秤药末一两，再入下项药。

丁香　木香各二钱　全蝎十三个　玄胡一两

上四味同为细末，入在前项当归等药末内，拌和酒糊为丸，如桐子大。每服三十丸至一百丸，温酒送下，空心食前。凡疝气、带下者，皆属于风。全蝎治风之圣药，茴香、川楝子皆入小肠经，当归、玄胡和血止痛。疝气、带下皆积寒，邪入小肠之间，故以附子佐之，丁香、木香为引导也。

天台乌药散

天台乌药　木香　茴香炒　青皮去白　良姜炒，各半两　槟榔剉，二个　川楝子十个　巴豆七十粒

上八味，先以巴豆微打破，同川楝子用麸炒，候黑色，豆、麸不用，外为细末。每服一钱，温酒送下。疼甚者，炒生姜热酒下亦得。

茴香楝实丸

川楝子炒　茴香　山茱萸　食茱萸　吴茱萸汤洗　青橘皮去白　陈皮　马蔺花醋炒　芫花各一两

上为极细末，醋糊为丸，如桐子大。每服三十丸，温酒送下，食前。量人虚实加减丸数，以利为验。

川苦楝散

木香一两，另为细末　茴香拣净，一两，盐一匙，一处炒，茴香黄色，去盐不用　川楝子一两，剉碎，用巴豆一十个，微破皮，与川楝子一处炒黄，不用巴豆

上件为极细末，每服二钱，温酒一盏调下，空腹。大抵此疾因虚得之，不可以虚而骤用补药，邪之所凑，其气必虚，留而不去，其病则实。故必先涤所蓄之邪，然后补之，是以诸方多借巴豆气者，盖为此。

下之则胀已汗之则疮已《五常政大论》

东南二方者，在人则为丙，小肠，热；甲，胆，风。小肠与胆皆居其下，其性炎上。其疮外有六经之形证，内无便溺之阻隔，饮食如故，清便自调，知不在里，非疽疮也，止痛疖也。小则为疖，大则为痈。其邪所受于下，风湿之地，气自外而来侵加于身者也。经云：营气不从，逆于肉理，乃生痈肿。诸痛痒疮，皆属心火。此疮自外而入，是丙小肠左迁入于胆作痛，而为痒也。此二方皆主血，血为病必痛。此元气不足，营气逆行，其疮初出，未有传变，在于肌肉之上，皮毛之间，只于风热六经，所行经络地分出矣，宜泻其风、湿、热。医者只知阴覆其阳则汗也，此宜发汗者，乃湿热郁其手、足少阳，致血脉凝逆，使荣卫周身元气消弱也。其风热郁滞于下，其面色必赫赤而肿，微黯色_{东方青}，_{埋没之色也}。风木之性上冲，颜必忿色，其人多怒，其疮之色亦赫赤肿硬，微带黯色。其疮之形势，亦奋然高起，结硬而作痛也。其脉止在左手，左手主表，左寸外洪缓，左关洪缓而弦，是客邪在于血脉之上，皮肤之间。宜急发其汗而通其荣卫，则邪气去矣。以内托荣卫汤主之。

内托荣卫汤

黄芪_{半两}　柴胡　连翘_{各二钱}　羌活　防风　当归身　生黄芩_{各钱半}　炙甘草　人参_{各一钱}　苍术_{三钱}　红花　桂枝_{各半两}

上㕮咀，都作一服，水、酒各一大盏，同煎至一盏，去滓。大温服。

沉香海金砂丸　治一切积聚，脾湿肿胀，肚大青筋，羸瘦恶证。

沉香_{一钱}　海金砂_{一钱半}　轻粉_{一钱}　牵牛头末_{一两}

上各秤分两，同为细末，研独科蒜如泥为丸，如桐子大。每服三十丸或五十丸，煎百沸灯心通草汤送下，空腹食前。量大小虚实加减丸数，取利为验。

续随子丸　治通身虚肿，喘闷不快。

人参　汉防己　赤茯苓_{面蒸}　木香　槟榔_{各半两}　续随子　海金砂_{五钱，另炒}

苦葶苈_{四两，纸隔炒}

上为细末，枣肉为丸，如桐子大。每服二三十丸，煎桑根白皮汤送下。

海金砂散　治脾湿太过，通身肿满，喘不得卧，腹胀如鼓。

牵牛_{一两半，半生半炒}　甘遂　海金砂_{各半两}

上为细末，每服二钱，煎倒流水一盏调下，食前。得宣利，止后服。

太阴所至为蓄满 《六元正纪大论》

木香塌气丸　治中满腹胀，下虚虚损者。

陈皮_{去白}　萝卜子_{炒，各半两}　胡椒　木香　草豆蔻_{面裹烧，去皮}　青皮_{去白，}
_{各三钱}　蝎尾_{去毒，二钱半}

上为细末，水糊为丸，桐子大。每服三十丸，温米饮送下，食后。忌服白粥百日，重者一年。小儿麻子大，桑白皮汤送下十丸，日三服。大人桐子大，四十丸。如阴囊洪肿水冷，次用沧盐、干姜、白面各三钱，水和，交摊纸上涂用。

广□溃坚汤　治中满腹胀，内有积块，坚硬如石，令人坐卧不能，大小便涩滞，上喘气促，面色痿黄，通身虚肿。

厚朴　黄芩　草豆蔻　益智仁　当归_{各五分}　黄连_{六分}　半夏_{七分}　广茂
红花　吴茱萸　升麻_{各二分}　生甘草　柴胡　泽泻　神曲　青皮　橘皮_{各三分}
如渴加葛根_{四分}

上㕮咀，都作一服，水二盏，先浸少时，煎至一盏，去滓。大温服，食前。

导滞通经汤　治脾湿有余，及气不宣通，面目、手足浮肿。

陈皮　桑白皮　白术　木香　茯苓_{去皮，各一两}　霖雨时加泽泻半两

上㕮咀，每服半两，水二盏，煎至一盏，去滓。大温服，食前。

赤茯苓丸　治脾湿太过，四肢肿满，腹胀喘逆，气不宣通，小便赤涩。

葶苈_{四两}　防己_{二两}　赤茯苓_{一两}　木香_{半两}

上件为细末，枣肉为丸，如桐子大。每服三十丸，煎桑白皮汤送下，食前。

诸脉按之无力所生病证

六脉中之下得弦细而涩，按之无力，腹中时痛，心胃控睾，阴阴而痛。或大便泄泻，鼻不闻香臭，清、浊涕不止，目中泣出，喘喝痰嗽，唾出白沫，腰沉沉苦痛，项、背、胸皆时作痛，目中流火，口鼻恶寒。时头痛目眩，苦振寒不止，或嗽，或吐，或呕，或哕，则发躁，蒸蒸而热，如坐甑中，必得去衣居寒处，或饮寒水则便过。其振寒复至，气短促，胸中满闷而痛，必有膈咽不通欲绝之状。甚则目瞪，声闻于外，而泪、涕、涎、痰大作。方过，其发躁，须臾而已，振寒复至。或面白而不泽者，脱血也。悲愁不乐，情惨惨，意悲悲，健忘，或善嚏间出，此风热大损寒水，燥金之复也。如六脉细弦而涩，按之空虚，此大寒证，亦伤精气。以辛甘温、甘热滑润之剂，以泻西方、北方则愈。

姜附汤 治中寒口噤，四肢强直，失音不语，或卒然晕倒，口吐涎沫，状如冒风，手足厥冷或复烦躁。兼治阴证伤寒，大便自利而发热者。

干姜二两，另为粗末　附子一两，生用，去皮脐，细切

上和匀，每服三钱，水一盏半，煎至七分，去粗。温服，或虑此药太燥，即以附子理中汤相继服饵。姜、附本治伤寒经下之后，又复发汗，内外俱虚，身无大热，昼则烦躁，夜则安静，不呕不渴，六脉沉伏，并宜服此。不知脉者，更须审之。兼治中脘虚寒，久积痰水，心腹冷痛，霍乱转筋，四肢厥逆。一方附子汤，以生用者名曰白通汤。加白术倍之，甘草减半，名生附白术汤。治中风湿，昏闷恍惚，腹满身重，手足缓纵，漐漐自汗，失音不语，便利不禁。一方用姜附汤加麻黄、白术、人参、甘草等份，名附子麻黄汤。治中寒湿，昏晕缓弱，腰背强急，口眼㖞斜，语声浑浊，心腹膜胀，气上喘急，不能转动，更宜审而用之。

沉香桂附丸

沉香　附子炮，去皮脐　干姜炮　良姜剉，炒　官桂去皮　茴香炒　川乌头炮，去皮脐，剉作小块子如豆大，再炒令黄用　吴茱萸汤浸洗去苦，炒

上各一两为细末，用好醋煮面糊为丸，如桐子大。每服五七十丸，熟米饮送下，空腹食前。日进二服，忌生冷硬物。

十全大补汤

人参　肉桂　川芎　熟地黄　茯苓去皮　白术　甘草　黄芪　当归去芦　白芍药

上件一十味，剉为粗末，每服二钱，水一盏，入生姜三片、枣二枚，同煎至七分，去滓。温服，不拘时。

诸胀腹大皆属于热 《至真要大论》

诸胀腹大，皆属于热，此乃八益之邪有余之证，自天外而入。是感风寒之邪传里，寒变为热，作胃实，日晡潮热，大渴引饮，谵语。是太阳、阳明并，大实大满者，大承气下之。少阳、阳明微满实者，小承气下之。泄之则胀已，此之谓也。假令痎疟为胀满，亦有寒胀、热胀。是天之邪气，伤暑而得之，不即时发，至秋暑气衰绝而疟病作矣，知其寒也，《局方》用交解饮子者是也。内虚不足，寒湿令人中满，及五脏六腑俱有胀满，更以脉家寒热多少较之。胃中寒，则胀满。浊气在上，则生胀满。胀取三阳。三阳者，足太阳膀胱寒水。为胀腹暴满，按之不下，取太阳经络者，胃之募也。正同腹满膜胀，支鬲胠胁，下厥上冒，过在太阴、阳明，胃中寒湿郁遏也。太阴膜胀，后不利，不欲食，食则呕，不得卧，按所说寒胀之多如此。中满治法，当开鬼门，洁净府。开鬼门者，谓发汗也，洁净府者，利小便也。中满者泻之于内，谓脾胃有病，当令上下分消其气。下焦如渎，气血自然分化，不待泄滓秽。如或大实大满，大小便不利，从权以寒热药下之。或伤酒、湿面及味厚之物，膏粱之人，或食已便卧，使湿热之气不得施化，致令腹胀满，此胀亦是热胀。治热胀，分消丸主之。如或多食寒凉，及脾胃久虚之人，胃中寒则胀满或脏寒生满病，以治寒胀，中满分消汤主之。病势大小，用药轻重，临时加减，不敢少越耳。

中满分消丸　治中满鼓胀、气胀、水气胀、大热胀，不治寒胀。

黄芩去腐，剉，炒，半两　姜黄　白术　人参去芦　炙甘草　猪苓去黑皮，各一钱　黄连去须，剉，炒，半两　白茯苓去皮　缩砂仁　干生姜各二钱　枳实麸炒黄　半夏汤浸七次，各半两　厚朴姜制，一两　知母剉炒，四钱　泽泻三钱　陈皮

上细碾，茯苓、泽泻、生姜各为末另称外，共为极细末，秤入上三味和匀，水浸蒸饼为丸，如桐子大。每服一百丸，焙热，白汤送下寒因热用，故焙热服之，

食远。量病人虚实加减。

中满分消汤 治中满寒胀、寒疝,大小便不通,阴躁,足不收,四肢厥逆,食入反出,下虚中满,腹中寒,心下痞,下焦躁寒,沉厥,奔豚,不收,并宜服之。

益智仁 半夏 茯苓 木香 升麻各三分 川乌头 泽泻 人参 青皮 当归 生姜 麻黄 柴胡 干姜 荜澄茄 黄连各二分 黄芪 吴茱萸 草豆蔻 厚朴各五分 黄柏五分,使药,又为热因寒用

上件剉如麻豆大,都作一服,水二大盏,煎至一盏,去滓。大温服,食前。大忌房劳、酒、湿面、生冷、硬物。

诸呕吐酸皆属于热 《至真要大论》

藿香安胃散 治胃虚弱不能饮食,呕吐不待腐熟。

藿香 丁香 人参各二钱半 橘皮半两

上件四味为细末,每服二钱,水一盏,生姜三片,同煎至七分,和滓。冷服,食前。

加减二陈汤 治痰饮为患,或呕吐恶心,或头眩心悸,或中脘不快,或发为寒热,或因食生冷,脾胃不和,并宜服之。

丁香一两 半夏 橘红各五两 茯苓三两 炙甘草一两半

上咬咀,每服四钱,水一盏半,生姜七片,乌梅一个,煎至六分,去粗。热服,不拘时候。治痞疾,加草豆蔻一两半,面裹烧熟用。

诸痿喘呕皆属于上 《至真要大论》

人参平肺散 治心火刑肺,传为肺痿,咳嗽喘呕,痰涎壅盛,胸膈痞满,咽嗌不利。

桑白皮一两 知母七钱 炙甘草 地骨皮各半两 五味子三百个 茯苓 青皮 人参各四钱 陈皮半两,去白 天门冬去心,四钱

上件咬咀,水二盏,煎至一盏,去滓。温服,食后。如热甚,加黄芩四钱,

紫苏叶、半夏_洗，各半两。

参苏温肺汤 治形寒饮冷伤肺，喘嗽烦心，胸满气不得动畅。

人参 紫苏叶 甘草_{各半两} 肉桂 五味子 木香_{各四钱} 陈皮_{去白} 白术_{各六钱} 半夏_{姜制} 白茯苓_{去皮，各半两} 桑白皮_{一两}

上为粗末，每服半两，水一盏半，生姜三片，同煎至八分，去滓。大温服，食后。如冬寒，每服中加不去节麻黄_{五分}，先洗去沫，下诸药。

卷七

小便不利有气血之异 《三难》

滋肾丸 治不渴而小便闭，邪热在血分也。

黄柏三两，细剉，酒拌，阴干，秤　知母二两，酒浸，阴干，称　肉桂一钱半

上三味，气味俱阴，以同肾气，故能补肾而泻下焦火也。桂与火邪同体，故曰寒因热用。凡诸病在下焦，皆不渴也。熟水为丸，百沸汤送下。

清肺饮子 治渴而小便闭，邪热在气分也。

茯苓去皮　猪苓去皮　白术各三钱　泽泻　琥珀　瞿麦　桂各五分　灯心一分木通七分　车前子炮，二钱　通草二分　萹蓄七分

上为极细末，每服半两，水一盏半，煎至一盏，带热服。或剉如麻豆大作汤煎服亦可。《局方》中八正散、仲景五苓散亦宜用。

损其肾者益其精 《十四难》

肾有两枚，右为命门相火，左为肾水，同质而异事也。夫损者，当损何脏而治之？形不足者，温之以气，精不足者，补之以味，气化精生，味和形长。无阴则阳无以化，当以味补肾真阴之虚，而泻其火邪，以封髓丹、滋肾丸、地黄丸之类是也。阴本既固，阳气自生，化成精髓。若相火阳精不足，宜用辛温之剂。世之用辛热之药者，治寒甚之病，非补肾精也。

还少丹 大补心、肾、脾、胃一切虚损，神志俱耗，筋力顿衰，腰脚沉重，肢体倦怠，血气羸乏，小便浑浊。

干山药　牛膝酒浸一宿，焙干　远志　山茱萸　白茯苓　五味子　巴戟酒浸，去心　石菖蒲　肉苁蓉酒浸一宿，切，焙干　楮实各一两　枸杞一两半　杜仲去皮，姜汁并酒合涂炙熟　舶上茴香各一两　熟地黄一两半

上为细末，炼蜜同枣肉为丸，如桐子大。每服三十丸，温酒或盐汤送下，日三服，食前。五日觉有力，十日精神爽，半月气力颇壮，二十日目明，一月夜思饮食，冬月手足常暖，筋骨壮盛。如热加山栀子一两；心气不宁，加麦门冬一两；少精神，加五味子一两；阳弱，加续断一两。常服齿坚，永无瘴疟。妇人服之，暖子宫，姿容悦泽。

补益肾肝丸　治目中溜火，视物昏花，耳聋耳鸣，困倦乏力，寝汗憎风，行步不正，两足欹侧，卧而多惊，脚膝无力，腰以下消瘦。

柴胡　羌活　生地黄炒　苦参　防己炒，各半两　附子炮　肉桂各一钱　当归身三钱

上件为细末，热水为丸，如鸡头大。每服四十丸，温水下，食前。

水芝丸

莲实去皮，不以多少，用好酒浸一宿，入大猪肚内，用水煮熟，取出焙干。

上为极细末，酒糊为丸，如鸡头大。每服五七十丸，温酒送下，食前。

脉辨当吐不吐者死 《十四难》

上部有脉，下部无脉，其人当吐，食伤太阴也，瓜蒂散。

瓜蒂散

瓜蒂　赤小豆各等分

上二味为细末，每服二钱匕，温浆水调下，取吐为度。

两肾有水火之异 《三十六难》

地黄丸　治肾气虚，久新憔悴，寝汗发热，五脏齐损，瘦弱虚烦，骨蒸痿弱，下血。

干山药　山茱萸各四钱　泽泻　牡丹皮　白茯苓各三钱　熟地黄八钱

上为末，炼蜜为丸，如桐子大。每服五十丸，温水送下，空心。

三才封髓丹　降心火，益肾水。

天门冬去心　熟地黄　人参去芦，各半两　黄柏三两　缩砂仁一两半　甘草七

钱半，炙

上件为细末，水糊为丸，如桐子大。每服五十丸，用苁蓉半两，切作片子，酒一大盏，浸一宿，次日煎三四沸，去滓，送下前丸子，空心。

离朱丹 又名神珠丹 治下焦阳虚，脐腹冷痛，足胻寒而逆。

杜仲三两，去丝　草薢二两　诃子五个　龟骨一两　破故纸炒，三两　朱砂一钱半，研　胡桃一百二十个，去隔皮　缩砂仁半两　巴戟酒浸，去心，二两

上件为细末，酒糊为丸，如桐子大，朱砂为衣。每服二十丸，空心，盐汤温酒下。

大真丹 治下焦阳虚。

沉香　巴戟酒浸，去心　茴香盐炒香，去盐用　草薢酒浸，炒　胡芦巴炒香　琥珀　牛牛盐炒香黑，去盐　破故纸炒香　杜仲炒去丝，各一两　肉桂半两

上十味，为细末，用元浸药酒，打面糊为丸，如桐子大。每服五十丸至七八十丸，空心温酒下。

八味丸 治肾气虚乏，下元冷惫，脐腹疼痛，夜多旋溺，脚膝缓弱，肢体倦怠，面色痿黄或黧黑，及虚劳不足，渴欲饮水，腰重疼痛，少腹急痛，小便不利，并宜服之。

熟地黄八两　山药　山茱萸各四两　肉桂去皮，二两　牡丹皮　泽泻　白茯苓去皮，各三两　附子炮，二两

上件为细末，炼蜜为丸，如桐子大。每服五十丸至七十丸，温酒送下，盐汤亦得，空腹食前。妇人淡醋汤下。

阳事多痿不振，用全方。然夏减桂附一半，春秋三停减一疾去精走，全减桂附，只服六味地黄丸。血虚阴衰，熟地为君；精滑，山茱萸为君；小便或多、或少、或赤黄，白茯苓为君；小便淋沥，泽泻为君；心虚，肠胃间积热，心火盛，心气不足，牡丹皮为君；皮肤燥涩，干山药为君。以上但言为君者，其分两用干地黄分两，其干地黄，却依立为君分两同。

七冲门 《四十四难》

通幽汤

当归身　升麻　桃仁泥子各一钱　生地黄　熟地黄各五分　炙甘草　红花各

一分

上咬咀，水煎服，食前。

润肠汤 治大肠燥结不通。

升麻　当归尾　生甘草　煨大黄　桃仁　麻仁　熟地黄_{各一钱}　生地黄_{二钱}
红花_{三分}

上件㕮咀如麻豆大，都作一服，水三盏，先拌药湿，煎至一盏，去滓。带热服，食前。

卷八

脚气总论

　　夫脚气之疾，实水湿之所为也。盖湿之害人皮肉筋脉而属于下，然亦有二焉。一则自外而感，一则自内而致。其治法自应不同南方之疾。北方之疾，自内而致者也。南方地下水寒，其清湿之气中于人，必自足始。北方之人常食潼乳，又饮之无节。且潼乳之为物，其形质则水也。酒醴亦然。人之水谷入胃，胃气蒸腾，其气与味宣之于经络，化之为气血。苟元气不充，胃气本弱，饮食自倍，脾胃乃伤，其气与味不得宣畅，旁通水湿之性，润下而致之也。

　　当归拈痛汤　治湿热为病，肢节烦疼，肩背沉重，胸膈不利，及遍身疼痛，下至于足胫，肿痛不可忍。

　　羌活半两　人参去芦　苦参酒洗　升麻　葛根　苍术各二钱　炙甘草　黄芩酒洗　茵陈叶酒炒，各半两　防风去芦　当归身　知母酒洗　黄芩炒　泽泻　猪苓各三钱　白术一钱半

　　上咬咀，如麻豆大，每服一两，水二大盏半，先以水拌湿，候少时，煎至一大盏，去滓。温服，空心食前。待少时以美膳压之，临卧一服，不须膳压。

　　羌活导滞汤　治脚气初发，一身尽疼，或肢节肿痛，便溺阻隔，以此药导之，后以当归拈痛汤除之。

　　羌活　独活各半两　大黄酒煨，一两　防己　当归各三钱　枳实麸炒，二钱

　　上件咬咀，如麻豆大，每服秤五钱或七钱，水二盏，煎至一盏，去滓。温服，以微利则已，量虚实加减。

　　开结枳实丸　治饮食不消，心下痞闷。

　　橘皮　白术　泽泻　茯苓　麦蘖面　炒曲各一两　干生姜　青皮各半两　枳实麸炒，一两半　半夏汤洗七次，一两　如有积块，加巴豆霜一钱半。

　　上件为细末，汤浸蒸饼为丸，如桐子大。每服三五十丸至七十丸，温水下，食远。

除湿丹 治诸湿客传，腰膝重痛，足胫浮肿。

槟榔 甘遂 威灵仙 赤芍药 葶苈各二两 乳香 没药各一两，另研 牵牛半两 大戟炒，三两 陈皮去白，四两

上为末，面糊为丸，如桐子大。每服五十丸至七八十丸，温水下，食前。得更衣止后服。如服药，前后忌酒二日，药后亦忌湿面三两日。食温淡粥补胃尤佳。

脚气渫洗法 内受湿气，不能外达，淋渫开导，泄越其邪。

威灵仙 防风去芦 荆芥穗 当归去芦 地骨皮 蒴藋叶 升麻去腐 白芍药去皮，各一两

上件各剉细末，水二斗，煮至一斗五升，去滓。热渫洗，无时。

导气除湿汤 治脚气肿痛。

羌活一钱半 当归身一钱 枳实 大黄各五分

上剉如麻豆大，都作一服，水二大盏半，煎至一盏，去滓。大温服，空心。下利一两行，痛止。

卷九

中风有三

《内经》曰：人之气，以天地之疾风名之。故中风者，非外来风邪，乃本气病也。凡人年逾四旬，气衰者，多有此疾。壮岁之际，无有也。若肥盛，则间有之，亦形盛气衰如此。治法和脏腑，通经络，便是治风。然轻重有三。中血脉则口眼㖞斜，亦有贼风袭虚伤之者也。中腑则肢废。中脏则性命危急。此三者，治各不同。如中血脉，外有六经之形证，则从小续命汤加减及疏风汤治之。中腑，内有便溺之阻隔，宜三化汤，或《局方》中麻仁丸通利。外无六经之形证，内无便溺之阻隔，宜养血通气，大秦艽汤、羌活愈风汤治之。中脏，痰涎昏冒，宜至宝丹之类镇坠。若中血脉、中腑之病，初不宜用龙、麝、牛黄。为麝香治脾入肉，牛黄入肝治筋，龙脑入肾治骨，恐引风深入骨髓，如油入面，莫之能出。又不可一概用大戟、芫花、甘遂泻大便，损其阴血，真气愈虚。方列于后。

小续命汤

麻黄去节　人参去芦　黄芩去腐　芍药　炙甘草　川芎　杏仁麸炒，去皮尖　防己　官桂各一两　防风一两半　附子炮，去皮脐，细判，半两

上除附子、杏仁外，捣为粗末，后入二味令匀。每服五钱，水一盏半，入生姜五片，煎至一盏，去滓。稍热服，食前。

始治中风，不审六经之形证加减，虽治与不治无异也。开则洒然寒，闭则热而闷。知暴中风邪，宜先以加减续命汤随证治之。中风无汗恶寒，宜麻黄续命汤。

麻黄续命汤

麻黄　防风　杏仁

依本方，加一倍。宜针太阳经至阴出血，昆仑举跷。

中风有汗恶风，桂枝续命汤。

桂枝续命汤

桂枝　芍药　杏仁

依本方，加一倍。宜针风府。此二证，太阳中风也。

中风身热无汗，不恶寒，白虎续命汤。

白虎续命汤

石膏　知母一料中各加二两　甘草

依本方，加一倍。

中风身热有汗，不恶风，葛根续命汤。

葛根续命汤

葛根　桂枝　黄芩

依本方，加一倍。宜针陷谷，刺厉兑。针陷谷者，去阳明之贼也。刺厉兑者，泻阳明之实也。此二证，阳明中风也。

中风无汗身凉，附子续命汤。

附子续命汤

附子加一倍　干姜加二两　甘草加三两

宜针隐白穴，去太阴之贼也。此一证，太阴经中风也。

中风有汗无热，桂附续命汤。

桂附续命汤

桂枝　附子　甘草

依本方，加一倍。宜针太溪，此一证，少阴经中风也。

无此四证，六经混淆，系于少阳、厥阴，或肢节挛痛，或麻木不仁，宜羌活连翘续命汤。

羌活连翘续命汤

小续命八两　羌活四两　连翘六两

上，古之续命，混淆无经。今立分经治疗，又分各经针刺，无不愈也。治法：厥阴之井大敦，刺以通其经；少阳之经绝骨，灸以引其热。此通经引热，是针灸同象，治法之大体也。

疏风汤　治半身不遂，或肢体麻痹，筋骨疼痛。

麻黄去节，三两　益智仁　杏仁炒，去皮，各一两　炙甘草　升麻各五两

上件吹咀，每服一两，水一小碗，煎至六分，去滓，热服。脚蹬热水葫芦，以大汗出，去葫芦，冬月不可。

中风，外有六经之形证，先以加减续命随证治之，内有便溺之阻隔，复以三化汤导之。

三化汤

厚朴_{姜制}　大黄　枳实　羌活

上剉麻豆大，每服三两，水三升，煎至一升半，终日服之，以微利则已。如内邪已除，外邪已尽，当从愈风汤，以行中道，久服大风悉去，纵有微邪，只从愈风汤加减治之。然治病之法，不可失于通塞，或一气之微汗，或一旬之通利，如此为常治之法也。久之清浊自分，荣卫自和矣。

羌活愈风汤　疗肾肝虚，筋骨弱，语言难，精神昏愦，及治风湿。内弱者，是风热体重也。或瘦而一肢偏枯，或肥而半身不遂，或恐而健忘，喜已多思，思忘之道，皆精不足也。故心乱则百病生，静则万病息，是以此药能安心养神，调阴阳，无偏胜。

羌活　甘草_炙　防风_{去芦}　黄芪_{去芦}　蔓荆子　川芎　细辛_{去苗}　枳壳_{麸炒，去穰}　人参_{去芦}　地骨皮_{去骨}　麻黄_{去根}　知母_{去皮}　甘菊　薄荷_{去枝}　枸杞　当归_{去芦}　独活　白芷　杜仲_{炒，去须}　秦艽_{去芦}　柴胡_{去苗}　半夏_{汤洗，姜制}　厚朴_{姜制}　熟地黄　防己_{以上各二两}　芍药_{去皮}　黄芩_{去腐}　白茯苓_{去皮，各三两}　石膏　生地黄　苍术_{各四两}　官桂_{一两，泔浸}　前胡_{二两}

上剉，每服一两，水二盏，煎至一盏，去滓，温服。如遇天阴，加生姜三片煎服。空心一服，临卧再煎滓服，俱要食远。空心一服，噙下二丹丸为之重剂，临卧噙下四白丸为之轻剂。

立其法，是动以安神，静以清肺。假令一气而微汗，用愈风汤三两，加麻黄一两，匀作四服，每服加生姜五七片，空心服之，以粥投之，得微汗则佳。如一旬之通利，用愈风汤三两，大黄一两，亦匀作四服，如前煎，临卧服之，得利为妙。

常服之药，不可失四时之辅，如望春、大寒之后，加半夏二两，柴胡二两通四两，人参二两通四两，谓迎而夺少阳之气也。望夏之月半，加石膏二两通六两，黄芩二两通五两，知母二两通四两，谓迎而夺阳明之气也。季夏之月，加防己二两通四两，白术二两，茯苓二两通五两，谓胜脾土之湿也。初秋大暑之后，加厚朴二两通四两，藿香二两，桂一两通二两，谓迎而夺太阴之气也。霜降之后望冬，加附子一两，官桂一两，当归二两通四两，谓胜少阴之气也。

得春，减冬所加药，四时加减类此。此药具七情六欲四气，无使五脏偏胜，反不动于荣卫。如风秘则服之，永不燥结。如久泻则服之，能自调适。初觉风气，便能服此药，及新方中天麻丸一料，相为表里，治未病之圣药也。及已病者，更宜常服。无问男子、妇人、小儿、风痫、急慢惊风等病，服之神效。如解利四时伤寒，随四时加减法服之。

中风，外无六经之形证，内无便溺之阻隔，知为血弱，不能养于筋，故手足不能运化，舌强不能言，宜养血而筋自荣也。当以大秦艽汤主之。

大秦艽汤

秦艽　石膏各二两　甘草　川芎　当归　羌活　独活　防风　黄芩　白芍药　吴白芷　白术　生地黄　熟地黄　白茯苓各一两　细辛半两

上剉，每服一两，水二盏，煎至一盏，去滓。温服，无时。如遇天阴，加生姜七八片。如心下痞，每服一两，内加枳实一钱同煎。

病分昼夜气血衰旺论

夫百病昼则增剧，遇夜安静，是阳病有余，乃气病而血不病也。百病夜则增剧，昼则安静，是阴病有余，乃血病而气不病也。昼则发热，夜则安静，是阳气自旺于阳分也。昼则安然，夜则发热烦躁，是阳气下陷入阴中也，名曰热入血室。昼则发热烦躁，夜亦发热烦躁，是重阳无阴也，当亟泻其阳，峻补其阴。夜则恶寒，昼则安静，是阴血自旺于阴分也。夜则恶寒，昼亦恶寒，是重阴无阳也，当亟泻其阴，峻补其阳。夜则安静，昼则恶寒，是阴气上溢于阳中也。

身热有五不同论

夫五脏有邪，各有身热，其状各异，以手扪摸有三法：以轻手扪之则热，重按之则不热，是热在皮毛血脉也；重按之至筋骨之分则热，蒸手极甚，轻手则不热，是邪在筋骨之间也；轻手扪之不热，重加力以按之不热，不轻不重按之而热，是在筋骨之上，皮毛血脉之下，乃热在肌肉也。此为三法，以三黄丸通治之，细分之为五等。

肺热者，轻手乃得，但微按全无。是瞥瞥然见于皮毛之上，日西尤甚，乃皮毛之热，其证必见喘咳，洒淅寒热。轻者，泻白散。重者，宜凉膈散、白虎汤、地骨皮散。

心热者，心主血脉，微按至皮肤之下，肌肉之上，轻手乃得，微按至皮毛之下则热少，加力按之则全不热，是热在血脉也。日中太甚，乃心之热也。其证烦心、心痛、掌中热而哕，宜黄连泻心汤、导赤散、朱砂安神丸、清凉饮子。

脾热者，轻手扪之不热，重按至筋骨又不热，不轻不重，在轻手重手之间，热在肌肉，遇夜尤甚。证必怠惰嗜卧，四肢不收，无气以动，宜泻黄散。

肝热者，重按之，肌肉之下，至骨之上，乃肝之热，寅、卯间尤甚。其脉弦，四肢满闷，便难转筋，多怒多惊，四肢困热，筋痿不能起于床。宜泻青丸、柴胡饮子。

肾热者，轻手重手俱不热，如重手按至骨分，其热蒸手如火，其人骨苏苏如虫蚀，其骨困热不任，亦不能起于床，宜滋肾丸、六味地黄丸。

脾肺受寒痰嗽用药法

半夏温肺汤　治心腹中脘痰水冷气，心下汪洋，嘈杂肠鸣，多唾，口中清水自出，胁肋急胀，痛不欲食。此胃气虚冷所致，其脉沉弦细迟。

细辛　橘皮　桂心　人参　旋覆花　甘草　桔梗　芍药　半夏各半两　赤茯苓三分

上为粗末，每服四钱，水一盏半，生姜七片，煎至八分，去滓。温服，食后。

丁香半夏丸　治心下停饮，冷痰，头目眩运，睡卧口中多涎。

槟榔三分　丁香　半夏各一两　细辛　干姜　人参各半两

上为细末，生姜面糊为丸，如桐子大。每服三十丸，生姜汤下，日三。

紫苏饮子　治脾肺虚寒，痰涎咳嗽。

紫苏叶　桑白皮　青皮　五味子　杏仁　麻黄　甘草　陈皮各半两　人参　半夏汤洗，各三钱

上㕮咀，每服半两，水二盏，生姜三片，煎至七分，去滓，温服。

面色白而不泽

巴戟丸 治肝肾俱虚，收敛精气，补真戟阳，充越肌肤，进美饮食。

五味子 川巴戟_{去心} 肉苁蓉 人参 菟丝子 熟地黄 覆盆子 白术 益智仁_炒 骨碎补_{洗去毛} 白龙骨 茴香 牡蛎_{各等分}

上为细末，炼蜜为丸，如桐子大。每服三十丸，空心食前米饮送下。此药补精气，止汗。

双和散 补益血气，治虚劳少力。

黄芪 熟地黄 当归 川芎_{各一两} 白芍药_{三两半} 官桂 甘草_{各三分} 人参_{三钱}

上咬咀，每服五钱，水二盏，生姜三片，肥枣一枚，同煎至八分，去滓，温服。大疾之后，虚劳气乏者，以此调治皆验，温而有补。

附子温中丸 治脾胃，顺气化痰，呕吐噎膈，留饮肠鸣，湿冷泄注，辟寒养正气。

附子 干姜 白术_{各一两} 肉桂 炙甘草_{各半两} 良姜_{七钱}

上为细末，炼蜜为丸，一两作十丸。每服一丸，细嚼，生姜橘皮汤送下，米饮亦得，食前。

五邪相干_{谓贼实微虚正也}

假令肝病：实邪，风热相合，风性急，火摇动焰而旋转，其脉弦而紧洪，风热发狂，宜芎黄汤。

芎黄汤

羌活 川芎 大黄_{各一两} 甘草_{半两}

上咬咀，每服半两，水二盏，煎至六分，去滓，温服。

虚邪，风寒相合，木虑肾恐，拘急自汗，其脉弦紧而沉。仲景云：风感太阳，移证在太阳经中，桂枝加附子汤主之。

贼邪，风燥相合，血虚筋缩，皮肤皱揭，脉弦浮而涩。仲景云：血虚筋急，桂枝加瓜蒌汤主之。

　　微邪，风湿相合，体重节痛，脏腑洞泄，脉弦长而缓。仲景云：身体疼痛，下痢清谷，急当救里，四逆汤主之。

　　正邪，中风，目眩头重，叫怒不咄，脉弦紧而长。仲景云：甚则如痫为痉，宜羌活汤。《本草》云：羌活主痉、主痫，防风、黄芩为佐，小儿为痫，大人为痉。

　　假令心病：实邪，热湿相合，愦愦心烦，热蒸不眠。脾经络于心，心经起于心，心脾二经相接，故为湿热。脉浮大而缓，足太阴寄证在手太阳，宜栀豉汤。若痞，加厚朴、枳实。

　　虚邪，热风相合，妄听、妄闻耳箫声，胆与三焦之经同出于耳。《铜人》云：刺关冲出血，泻支沟。脉浮大而弦，初小柴胡汤，后大柴胡汤。此证是太阳与少阳为病，前客后主也。

　　贼邪，热寒相合，胆惕，心悬如饥，神怯恐怖。足少阴与手厥阴相接水中，心经守邪，故神怯怖耳。脉大而沉濡，亦在太阳经中。《内经》曰：心虚则热发于内。黄连附子泻心汤主之。法云：热多寒少，以为佐矣。如寒多热少，加附子、干姜佐之。

　　微邪，热燥相合，过饮歌乐，实为热燥，俗言畅饮也。病人曰：快活、快活，是有声于歌乐也。以意思浆，是无声歌乐也。脉洪大而涩，白虎汤主之，喘则加人参。

　　正邪，热也，脱阳见鬼，躁扰狂起，脉洪实，一呼四至，是八至脉也，小承气汤主之，谓复不坚大也。

　　假令脾病：实邪，湿燥相合，胃中燥屎，腹满坚痛，其脉缓而长涩，是正阳阳明证也，调胃承气汤主之。

　　虚邪，湿热相合，热陷胃中，肠癖下血，脉中缓，大黄黄连解毒汤主之。

　　贼邪，湿风相合，呕逆胁痛，往来寒热，脉缓而弦长，小柴胡汤主之。

　　微邪，湿寒相合，湿与寒交，寒来求湿，身黄而不热，体重而不渴，谓之寒湿。其脉缓沉而滑，术附汤主之。如小便不利者，加茯苓。

　　正邪，湿自病，腹满时痛，手足自温，其脉沉涩而长。虚痛，桂枝加芍药汤主之。实痛，桂枝加大黄汤。

　　假令肺病：实邪，燥寒相合，毛耸皮凉，溲多而清，其脉短涩而沉。此证如秋冬，宜八味丸。若春夏，宜地黄丸。

虚邪，燥湿相合，微喘而痞，便难而痰，其脉浮涩而缓，枳实理中丸主之。如喘甚，加人参。若便难，加木香、槟榔各半钱，为极细末，煎下理中丸。

贼邪，燥热相合，鼻窒衄衄，血溢血泄，其脉涩而浮大。甚者，桃仁承气汤。微者，犀角地黄汤。极者，抵当汤。微极，抵当丸。

微邪，燥风相合，皮著甲枯，血虚气虚，二脏俱虚，先血后气，其脉浮涩而弦，久养气血药主之。

正邪，燥自病，其气奔郁，皆属于肺，诸燥有声，其脉浮涩而短，列诸嗽药选而用之。

假令肾病：实邪，寒风相合，脏不藏，散，下利纯清，其脉沉滑而弦。仲景云：少阴证，口燥咽干，下利纯清，大承气汤主之。脉沉弦而迟，四肢逆冷者，宜四逆汤等。

虚邪，寒清相合，肾唾多呻，洒淅寒清，无寐。经言：燥化清。其脉沉实而涩，酸枣仁汤主之。

贼邪，寒湿相合，肾为胃关，关闭水溢，关闭不利，水在胃为肿，水在肺为喘，及变诸证，其脉沉缓而大。仲景云：大病差后，腰下有水气者，牡蛎泽泻汤主之。

微邪，寒热相合，膀胱热郁，津液枯少，其脉沉濡而大。《内经》曰：水少，干涸也。猪苓汤主之。

正邪，寒自病，寒忿用脏，黑痹经沉，其脉沉濡而滑。黑痹，天麻丸。如证同脉异，微者腑病也，甚者脏病也。

淹疾疟病

肝病，面青，脉弦，皮急，多青则痛，形盛胸胁痛，耳聋，口苦，舌干，往来寒热而呕。以上是形盛，当和之以小柴胡汤也。如形衰骨摇而不能安于地，此乃膝筋，治之以羌活汤。《本草》云：羌活为君也。疟证取以少阳。如久者，发为瘅疟，宜以镵针刺绝骨穴，复以小柴胡汤治之。

心病，面赤，脉洪，身热，赤多则热，暴病壮热恶寒，麻黄加知母石膏黄芩汤主之。此证如不发汗，久不愈，为疟也，淹疾顿肿，面赤身热，脉洪紧而消瘦，妇人则亡血，男子则失精。

脾病，面黄，脉缓，皮肤亦缓，黄多则热，形盛，依《伤寒》说，是为湿温，其脉阳浮而弱，阴小而急，治在太阴。湿温自汗，白虎汤加苍术主之。如久不愈，为温疟重暍，白虎加桂枝主之。淹疾肉消，食少无力，故曰热消肌肉，宜以养血凉药。《内经》曰：血生肉。

肺病，面白，皮涩，脉亦涩，多白则寒，暴病，涩痒气虚，麻黄加桂枝，令少汗出也。《伤寒论》曰：夏伤于暑，汗不得出为痒。若久不痊，为风疟，形衰，面白，脉涩，皮肤亦涩，形羸气弱，形淹，卫气不足。

肾病，面黑，身凉，脉沉而滑，多黑则痹，暴病形冷恶寒，三焦伤也，治之以姜附汤或四逆汤。久不愈为疟，暴气冲上，吐食，夜发，俗呼谓之夜疟。太阳经桂枝证，形衰，淹疾，黑瘅，羸瘦，风痹，痿厥不能行也。

治病必须求责

假令治病，无问伤寒、畜血、结胸、发黄等诸证，并一切杂证等，各当于六经中求责之。谓如黄证，或头痛腰脊强，恶寒，即有太阳证也；或身热目痛，鼻干不得卧，即有阳明证也。余皆仿此。

医学传灯（节选）

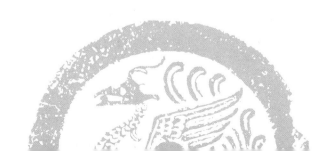

导 读

成书背景

《医学传灯》是一部以内科杂病为主的临床著作。作者陈岐为人低调，门下弟子又无显达者，除了《医学传灯》之外亦无其他著述。由于该书并未正式刊刻，最初只有手抄本存世，所以流传不广。一个偶然的机会，原抄本流落至程林（字云来）手中，被视作珍品而收藏。程云来先叔祖程敬通为安徽名医，故其幼承家学，博搜深研医籍，对《医学传灯》的评价甚高："阐明立方之旨，洞若观火。"于是，他在书中也即兴写下了许多有价值的按语或批注。其后，该本由裘庆生慧眼拾贝，于是将其纳入《珍本医书集成》之中，为后人打开了窥其真容的一扇窗户。本次对这些按语均作保留，让我们读一书而体味到两位不同医家的学术风格和心路历程。

作者生平

陈岐，字德求，具体生卒、籍贯不详。他出身名阀，但自幼体弱多病，稚年失怙，又得水患，不能专攻科举，为解决温饱之计，转而择术于医。他遍访名师，潜心攻读经典理论，矢志不渝地将毕生精力投身于临床实践，故最终成为当时享誉一方的名医。陈岐晚年总结自己30年来的临床心得，稿易十余次终于汇集成《医学传灯》一书。

学术思想

《医学传灯》是陈岐的学术经验和临床体会之作。其学术思想主要体现在重视脾胃、学贵贯通、以理思症等方面，如果当时能够及时刊刻出版，对于中医学理论和临床都会产生重要的影响和促进作用。

1. 继承脾胃学说，重视"火生土"

陈氏继承和发展了李东垣的脾胃学说，并提出了自己的独特见解，与其他医书不同的是，《医学传灯》开篇首论"脾胃"，言"人之有脾胃，犹地之有土也。万物生化于土，而人之五脏六腑，大经小络以及皮肉筋骨，无不资生于脾胃，一身之要物也"。将"脾胃"提到前所未有的高度。除了强调脾胃的重要性，也不忽略下焦肾和命门的地位，认为二者其实是互为倚重、相辅相成的关系。五行生克一体，彼此不能相互分离，土无火则不能化，补火以生土是对脾肾之间密切关系的最好阐释。

2. 明析医理，匠心独运

陈氏认为医理为治病之法要，"以理思症，以症合理，方敢下手调治。"即临证诊治必须医理与病人的症状相吻合，只有症状合乎医理，才能下手开方调治。他深谙岐黄之道，处方不离仲景左右，尊古而不泥古。篇中论病议病切中肯綮，处方立法匠心独运。故在书中，大多为陈氏自己基于医理判断而拟定的处方，为匠心独运。譬如论治火证："脏腑之中，火从何来？气之不得其平为之也。有实火、有虚火、有相火、有燥火、有湿热之火，又有郁火、猛烈之火、无名之火，皆不可以不察也。"将火证归结于气之不得其平，如此细察，体现了陈氏深厚的医学功底。又譬如关于燥的问题，陈氏明确指出："然而燥之一气，诸书从未辨明。即以《素问》之遗，亦言秋伤于虚。后代名医错出，并无一人改正其讹，所以疑误至今，用药鲜当也。"他阐发致燥之由，较胜于喻嘉言。燥专主于秋，立秋之后，犹是夏天余气，热中有湿，所以草木犹青。一到秋分，燥金司令，所起之风，则全是一团燥烈之气。干而不润，是以无草不黄，无木不人身应之，燥病生焉。他谆谆告诫后人："凡有身热咳嗽，内烦口干一切百病，无不起于干燥。治当养血生津，不可妄投燥剂，戕人性命，极为要紧。"因此，燥令虽主于秋，凡久旱不雨，津液少者，亦生燥病，岂独主于秋乎！提示我们在临床上不可拘泥于秋燥之说，凡津液不足也会引起燥病，治当以养血生津为主，切不可妄用燥剂。

与传统看法不同的是，陈氏对于风湿的形成也提出了自己的观点："风湿者，先伤于湿，而后伤于风也。其症一身尽痛，比之伤寒身痛，殆有甚焉。因知其为风湿也。风从上受，湿从下受。至两相抟聚，注经络，流关节，渗骨体、躯壳之间，无处不到，是以无处不痛也。"认为先伤于湿而后伤于风，才最终形成了风湿。此外，他还根据湿邪在经、气滞不行、郁而成火的病理特点反复提醒"治风湿之法，固宜散风行湿，而清热利气之药，亦不可少"。在柴葛汤、加减柴陈汤、柴苓二妙汤三方中，陈氏运用黄芩、山栀、赤芍、黄柏、大黄等清热药，就是针对风湿郁而化火所设，而柴胡、半夏、枳壳、陈皮就是所谓利气药，主要是为了梳理被湿邪阻滞的气机，以便更好地祛除风湿。这些宝贵的用药经验对于当今临床治疗各种风湿痹证，仍有一定的借鉴和参考价值。

3. 立论精当，化裁新方

《医学传灯》共论述 39 种常见内科杂病的证治，融汇了历代医家学术经验，且结合了陈氏个人临床心得，有论有方，论证清晰，方药精当，颇切于临床实用。我们从陈氏所收录的数百首处方来看，陈氏遵循古中医的传统，但是对于某些寒热错杂的疑难杂病，他往往会进行加减化裁之后再创立新方，其自拟经验方之多，涉及病症范围之广，也成为本书的一大特点，他总结自己毕生的临床经验和体会，为后世留下了许多宝贵的自拟验方，如滋阴健脾汤、养血健脾汤、六君健脾汤、宁嗽健脾汤、香薷散暑汤、香薷六君子汤等。他把自己对经典的领悟落实到临床应用，组方用药也是信手拈来，举重若轻。他在自叙坦言："有一症，必有一症之理。以理思症，以症合理，方敢下手调治。"我们在学习的过程中更要注意，应反复推敲其加减化裁的原理，学习其组方用药的思路，借以提升我们的临床水平。

综上，陈氏秉承"不博无以为约，不约无以为贯"的宗旨，在继承前人成就的基础上也有更多发挥，真正能将"以理思症，以症合理"落到实处，因此，我们学习本书时要特别留意借鉴他的治学方法，认真领会其辨治思路和用药特点。

卷上

脾胃

人之有脾胃，犹地之有土也。万物生化于土，而人之五脏六腑，大经小络，以及皮肉筋骨，无不资生于脾胃，一身之要物也。盖命门真火，乃父之精气，附于两肾之间。未有此身，先有此气。出于天成，不假人为，所以谓之先天。若夫脾胃之气，饮食五味，变生五气，以奉生身，全借人为，后天之气也。饮食虽能养人，亦能害人。欲求长生者，全要饮食节制，为却病之良方。饮食之所以养人者，原取其气，不取其味。因谷味甘淡，故假五味以引之，然亦不可偏嗜。辛味归肺，肺盛则金来克木，肝血不生。甘味归脾，脾盛则土来克水，肾精消散。苦味归心，心盛则火来克金，肺气虚耗。酸味归肝，肝盛则木来克土，脾气亏损。咸味归肾，肾盛则水来克火，心血不足。今人烹炮一物，必备五味，全是不欲偏胜之意。惟肾水多有不足，故咸物独多，然亦不可偏胜也。云来按：若味过于辛，且能伤肺，耗气损阴；味过于甘，且能壅气，生痰满中；味过于苦，且能伤脾胃而动燥火；味过于酸，且能挛筋槁骨，枯肌伤肺；味过于咸，且能伤血损肺。再评此按，发原本所未发。

每日饭食，只宜八分，不可尽量。凡遇外有茶水，家食即当减去一次。每见恣意饮食之人，非不节制，一至食当其前，不觉食指之欲动。此嗜欲之性，人所不自禁者也。百病之因，俱由饮食伤脾而起，吾辈终岁用药，补益者少，消导者不计其数，宁非嗜欲之自戕乎！日进饮食，必须碎咬细嚼，徐徐咽下，方不伤脾。食后慢行百步，用手搓磨其腹，庶几饮食可消。最忌食后就寝，耳无所闻，脾即不磨，肺气又不为之四布，惟有郁结成病而已。至于夜食尤当摒绝。自平旦以至日中，卫气行阳二十五度，饮食易消。日中以至合夜，卫气行阴二十五度，饮食难消。释教过午不食，其亦卫生之大则欤。更有病后虚人，元气未复，脾气不能胜谷气。只须白粥调理，扶助元气。肥甘硬物，不但不能消化，且增其病，不可不察也。平日调理丸药，宜用滋阴健脾丸。盖肾主藏精，其所以生精生血者，全赖饮食生化，而输归于肾。脾胃一强，精血自足。张洁古云：补肾不如补脾。旨哉言乎！六味地黄丸一方，其性孤阴，但可降火，不能生精。苟非阴虚有火者，必以健脾为主治也。脾胃虽能化物，而其所以化物者，实是下焦水火二气。命门火衰，釜底无薪，其何能熟！古方理中汤、八味地黄丸，皆知补火以生土也。至若水亏不能化物者，诸书毫未之及。肾司五液，入脾为涎。肾家阴虚有火，津液不足，脾土干燥，健运何施？予用归、芍、门冬加入楂、曲等药，无不应也。然脾胃虽为要物，而先天命门又为一身之至宝。节房欲，慎劳苦，戒远行，其亦保养先天之一法欤。

滋阴健脾丸

人参二两　麦冬三两　五味一两　白术三两　白茯苓二两　甘草一两　山药三两　石斛一两　陈皮一两　山楂三两

古方健脾丸，乃纯阳之品，脾虚有寒者宜之。若中宫有火，不能化物者，此方极妙。

益气健脾汤

人参　白术　白茯苓　甘草　陈皮　半夏　山楂　神曲　苡仁　泽泻

正气虚，饮食少，当以补药为君，消食为佐。若饮食多者，又以消食为君，补药为佐也。症非泄泻下痢，宜加当归。气虚甚者，加黄芪、炮姜。滞重者加厚朴。

养血健脾汤

当归　白芍　麦冬　山楂　神曲　陈皮　泽泻　白茯苓　苡仁　桔梗
滞重加厚朴。

新增戊癸汤

破故纸　人参　茯苓　鸡内金　生姜　菟丝子　白术　甘草　沙苑子　大枣

新增消食健脾丸

枳实　白术　山楂　人参　神曲　鸡内金　麦芽　连翘

伤风

风为阳邪，只伤三阳，不传三阴。由太阳而阳明，由阳明而少阳，亦有首尾只在一经者。非若伤寒之传三阴也。肺为华盖，内通膀胱，而为气之主。所以太阳伤风，则肺亦咳。凡浑身酸痛，咽干眼胀，或鼻之两旁迎香穴痛，不必咳嗽，汗出然后为风也。治分有汗、无汗，无汗为感冒，有汗为伤风。伤风之脉，浮细而缓，或前小后大。人身之中有卫气、有荣气，荣深而卫浅。风但伤卫，所以不可发表。发之则汗多亡阳，或津液亏损，变生坏症。宜用参苏饮，微解其肌。仲景用稀粥以助汗者，因解肌之药不能达表，故与粥以助之。若腹中有滞，此法又不宜用矣。解散之后，身热咳嗽者，此中伏有妙义。经云：外邪之入，必与内邪相合。伤风之人，平日有痰有火。火熏皮毛，腠理不密。风从火势，火借风威，互相鼓煽。不去其痰，屡瘥屡发无有已也。此痰伏于肺胃之间，胶黏固结，非半夏不可除。宜用苏杏二陈汤，内有杏仁油以润之，金沸草咸以软之，庶几痰消而火降也。如耳中气闭，咳嗽口苦，邪传少阳胆经。宜用柴陈汤，亦加杏仁、金沸草之类，不可过用发散也。三阳既尽，咳嗽宜愈。每见伤风久嗽不止者，其故何耶？真阴素虚，咳久伤气，肺叶不收，不治多成痨怯。宜用加味地黄汤，敛而降之。若脉来细缓无力，或洪大无力者，中气大虚，土不生金。宜用加减补中汤，固其元气。曾见伤风气虚，随治随作，后至气脱而死。病症虽小，亦可畏也。

伤风汗多者，卫气不固，风邪袭入荣中，以致四肢微冷，冷汗多出，脉来沉细如丝。宜用桂枝芍药汤，倍加黄芪。若脉来洪大无力，身热汗出者，元气犹未大伤，但用桂枝汤可也。

伤风面肿者，咳嗽气急，脉多沉弦。风邪从呼吸而入，客于肺管，肺叶胀大不收，失其降下之令，气逆于头面而为肿也，甚则上身俱肿。医者不识，呼为水肿，误人多矣，宜用芎苏散散之。咳血者，宜用茯苓补心汤治之。肺逆失降而为肤肿，且肺主皮毛故也，岂可误为水哉？

无汗伤风者谓之感冒。因有咳嗽邪气，留连三阳，不传三阴，所以较伤寒为轻也。但当禁其饮食，与伤风不同，宜用芎苏散或人参败毒散治之。其中在经在腑，悉从伤寒调治，无二法也。

参苏饮

陈皮　半夏　白茯苓　甘草　桔梗　枳壳　前胡　木香　紫苏　葛根　人参

风盛则气壅，气壅故痰聚。是方多用顺气之品。可见伤风以利气为第一义矣。医者须识此意。咳嗽声哑者，宜加黄芩。按：黄芩宜用枯者，取轻清之义。

原本未分晰，特重订正。

苏杏二陈汤

陈皮　半夏　白茯苓　甘草　枳壳　桔梗　紫苏　杏仁　金沸草　桑皮

此方顺气化痰，于理是矣。而又用紫苏者，以其余邪未尽也。胸不宽加厚朴。按：方中金沸草宜绢包，不尔，有毛射入肺而咳甚矣。

加味柴陈汤

柴胡　黄芩　半夏　甘草　陈皮　白茯苓　枳壳　杏仁　金沸草

加味地黄汤

熟地　山药　白茯苓　山萸　丹皮　泽泻　麦冬　五味　乌梅

加减益气汤

人参　白术　甘草　黄芪　当归　陈皮　麦冬　五味子

桂枝汤

桂枝_{三钱}　白芍_{生用，三钱}　甘草_{二钱}　大枣_{三枚}　浮小麦_{一撮}

气虚脉细加黄芪。

茯苓补心汤

陈皮　半夏　白茯苓　甘草　枳壳　桔梗　前胡　紫苏　干葛　当归　川芎　白芍　熟地

按：万不可用以滋阴腻膈，遏伏外邪，当辨外风之有无，是为至要。

此即参苏饮合四物汤是也。参苏一倍，四物汤原是两倍，不可轻重失伦。咳血者，忌半夏，以花粉代之，川芎亦当议去。按：审邪正而用药，如正虚邪重当用参苏饮二倍，四物汤一倍。医贵变通而化裁之，岂可执一以误人哉！

芎苏散

紫苏　干葛　柴胡　川芎　陈皮　半夏　白茯苓　甘草　枳壳　桔梗

中寒

中寒者，寒邪不从阳经传入，直中阴经，故曰中寒。其症有轻有重。重者脉来沉微，一息三至，腹痛唇青，四肢厥冷。此因先有房事，胃气衰微，口食寒物，鼻吸冷气，中宫不能担当，直入少阴肾脏。气冷而血不流，顷刻死矣。治是症者，只以回阳为主。虽有他症，不必兼治。宜用附子理中汤，大剂救之。

此症有兼自利无脉者，生气已绝，似不可治。然寒极则伏，生机尚存一线，当以前药浸冷与之，一周时许，自然脉出而解。盖厥利无脉，阴盛格阳，热药入口，格绝而不入。惟以前药冷服，直达病所，自无格拒之患。《内经》所谓"寒因寒用"者是也。但脉出之时，又要徐徐浮大，不宜暴出，暴出则气从外脱，非其所宜。故仲景云：微续者生，暴出者死。旨哉言乎！又云：下利清谷，里寒外热，面赤烦躁，其脉即出者愈。似与前说相背。不知前症无热，故脉不宜暴出。此症热浮于外，全要脉之速出。阳通于阴，豁然解矣。阴症如此变幻，奈何不体古训，执一方以司人命耶！最可笑者，庸工动用吴萸，以为其性大热，可以回阳。不知吴萸气热而味大辛。辛能散气，阳未回而气已脱。较之挺刃杀人，特一间耳。至若舌卷囊缩，自汗多出，断致不起，里寒阴症，古言之矣。又有非时暴寒，从口鼻而入，或食生冷凉物，以致呕吐痰水，微寒微热，甚则昏晕不醒，二便皆遗，亦名中寒，诸家未之详也。盖里寒阴症，先因欲事伤肾，先天命门真火，不可守邪，故令外邪斩关而入。此则胃气虚衰，不能胜寒，命门全然无恙，故可一温而愈。脉虽沉细，一息四至，与前之三至者不同。宜用香砂六君子汤，少加炮姜为妙。切不可兼用辛散之药。患是症者，又有轻重。轻者脉来洪缓，按之无力。寒为标而热为本，先用香砂六君子汤，止其吐逆。后以杏仁、玄明粉，加入柴陈剂中，无不获痊。重者脉沉细缓，香砂六君子为丸。久服桂附八味丸，亦不可少也。

　　按：辛能散气，吴萸味辛，故不可妄用。以及寒为标热为本，始用香砂六君子汤以止呕逆，继用杏仁、明粉加柴陈之治。皆历练见道之言，尤宜三复，勿失。

附子理中汤

人参　白术　炮姜　甘草　肉桂　附子　黄芪

桂、附、炮姜，俱为热药，但炮姜温肺之功居多，肉桂温脾之功居多，附子温肾之功居多。里寒症重，故三味合用也。有汗宜加五味，自利宜加茯苓。更加丹参为妙，以其活血故也。

灸法

用葱一大把。以带轻束，切去两头，留白二寸。以一面熨热置于脐上。用熨斗盛炭火葱上熨之，取其热气从脐入腹。甚者连熨二三饼。

香砂六君子汤

陈皮　半夏　白茯苓　甘草　白术　人参　香附　砂仁　藿香　炮姜

中寒多有胸中不宽，宜加厚朴。若滞重者，宜去参术。

按：随机应变，智者之能事，岂可执一以误人哉！

暑热

天之六气，春主厥阴风木，秋主阳明燥金，冬主太阳寒水，各行其政。惟夏至以后，秋分以前，少阳相火，少阴君火，三气合行其事。是以天本热也，而益以日之暑。日本烈也，而载以地之湿。三气交动，时分时合。其分也，以风动于中，胜湿解蒸，不觉其苦。其合也，天之热气下，地之湿气上，人在气交之中，受其炎蒸，无隙可避，多有体倦神昏，肌肤痹起，胸膺痤出，头面疖生者矣。当此之时，元气浮于肌表，内存者少，所以多有饮食不消，而成霍乱吐泻，胸膈不宽诸症。善养生者，宜节饮食，薄滋味，为却病之良方。至于生冷瓜果，尤宜节制。西瓜虽能解热，食之亦必有时。即如巳时申时，离饮食已远，新谷未进，食之毫不为殃。若饮食甫离，继以瓜果，势必冷热相抟，酿成诸病也。《内经》曰：脉虚身热，得之伤暑。《甲乙经》曰：热伤气而不伤形。所以脉虚者是也。仲景分之为四：弦细芤迟，皆为暑脉。总是元气虚衰之象。若《难经》所谓洪大而散者，乃心之本脉，不可以言暑也。洁古云：静而得之为中暑，动而得之为中热。此句最当领会。中暑者阴症也。凡乘凉于高堂大厦，水阁冷亭，表受寒邪，周身阳气不得发越，以致头痛恶寒，身体拘急，脉来浮数滑大，即为夏月伤寒，宜以寒法治之。若脉来细缓无力，方为中暑，宜用香薷散暑汤。至于口食生冷，停滞饮食者，治分阴阳二候。内热脉数，宜用柴胡化滞汤。脉沉细缓，宜用厚朴温中汤。香薷、藿香以之为君，一则发散阴暑，一则发越脾气。脾气宣行，积滞方得下降，不独治暑然也。但脉缓者可用，脉数者不宜。若夫中热之症，行人农夫，日中劳役，或隘巷小房，无处乘凉，口鼻吸入热气，以致身体大热，昏晕欲死，脉沉细数者，宜用辰砂六一散，或柴胡芍药汤之类，不可妄投热药。大抵肥人多湿，最易召热，不能避身之湿，即不能避天之热。六一散能驱湿热，从小便而出。古人用之解暑有自来矣。若瘦弱无湿之人，津液为时令所耗，当用柴胡芍药汤、藜汁蔗浆之类，充其津液。若用辰砂六一散，妄利小水，竭其下泉，枯槁立至。其有中热之人，脉洪盛而不虚弱者，此天禀之厚，暑热客于肌肉，未得深入经络，身虽燥热，毫无倦怠。

宜用竹叶石膏汤、黄连解毒汤之类，不可与脉虚者，同归一治也。

暑厥

　　夏月猝然僵仆，昏不知人，谓之暑厥。当分阴阳二症。阳症脉来洪数无力，身热汗出，谓之阳厥。此因暑食伤脾，食多而热亦多。宜用连芍调中汤或辰砂六一散，先治其热。俟其人事清白，再看食之多寡调治。昔云中暑不得用冷，得冷则死。原为中暑者说，非为中热者言也。今人一遇热症，动引此说，总由未明中暑、中热之理也。至于脉来沉细无力，肌肤不热，曾食生冷瓜果，谓之寒厥。夏月元气发散在外，腹中空虚，又遇生冷伤脾，冰伏其食，气闭不通。宜用厚朴温中汤，不可遽补。如遇汗多身冷，方可以香砂理中汤治之。诸书言此，不分阴阳二候，混言风暑，误用升散，害人不浅也。又有老人虚人，夏月中痰，多类暑厥。但中痰之人，身温不冷，又无大热，口角流涎，以此为别也。

　　按：厥分寒热，发前人所未发，学人尤当细心研究，庶免草率，误人生命。要在审症精详，然后用药，自无他歧之惑也。

中暍

　　中暍者，口渴喜饮是也。其人洒洒恶寒，渐渐发热，全似伤寒，但伤寒脉来洪大，暍症脉来细数，于此可别。中暍亦有洪大者，其症初起即渴，与伤寒之久病作渴者不同。肥盛之人，可用六一散清之，使热从小便而去，不致伤损津液。若身体黑瘦之人，精血为时令所耗，又以利小便为戒，宜用柴胡芍药汤，生津止渴，奇妙无穷。

　　按：中暍与伤寒同，脉来洪大者伤寒，细数为中暍。几微之辨，间不容发，要在细心讨论而自得之。

伏暑

暑热发于季夏，此其常也，亦有伏藏日久，留于少阳胸胁部分，以致微寒微热，恶心自汗，小便短少，脉来沉弦细数，即其候也。宜用香薷六君子汤。若脉不甚虚者，去参、术，名香薷二陈汤。

疰夏

立夏之后，四肢酸软，困倦喜卧，饮食少进，名为疰夏。秋冬则精神如故，说者皆云脾虚，合用资生丸、补中益气汤矣。但脉沉细缓，脾肺无热者，可用此药补之。若脉来沉细又带微数，往往不受参术，其奈之何。试看《脾胃论》中，脾偏于阳，无阴以济之，亦不能化物。故湿热之气乘于四肢，令人筋痿无力，宜用养血健脾汤。则注夏之脾虚有热者，亦当仿此施治矣。其中多用酸收，方为合法。夏月元气浮散在表，又以汗而大泄，不加酸收，则浮散者不止。孙真人云：暑月多服五味，令人气力涌出。厥有旨哉。

按：脾受湿热熏蒸，故四肢倦怠乏力，用酸收以敛浮越之阴，然必审无外邪，方可用之。

香薷散暑汤

香薷　厚朴　甘草　藿香　柴胡　陈皮　杏仁　半夏

香薷原利小便，何以又能发散？以其味辛而淡，辛者先走表分，淡者乃入膀胱，所以又能散暑也。佐以藿香、柴胡走表更速。暑邪在经，必有痰滞留结，故用杏、朴、半夏。但脉缓无热者宜之，有热者勿服。阐明立方之旨，洞若观火。

柴胡化滞汤方见食门。

厚朴温中汤

厚朴　杏仁　半夏　枳壳　桔梗　炮姜　甘草　藿香　香薷　陈皮

此方易晓。

辰砂六一散

辰砂研细水飞，五钱　滑石磨碎水飞，六两　粉草煎膏拌晒，一两

六一散有辰砂，能引甘滑之凉，先入心经，使热与湿俱解。无朱砂者，但能利湿，不能解热，以其无向导之兵也。按：此方旨用药之理，固已开发，尚有未尽者，如其人肝阳素旺，外袭暑风，必加青黛以清之，抑肝清肺。少加薄荷之辛，辛能散，凉能清，故前人有碧玉、鸡苏之名，而曲尽其妙用也。

柴胡芍药汤

柴胡　黄芩　花粉　甘草　麦冬　白芍　知母　黄连

竹叶石膏汤

黄连解毒汤俱见火门。

连芍调中汤

枳壳　厚朴　山楂　泽泻　陈皮　桔梗　白芍　黄芩　黄连　甘草

此方因其胸中不宽，又兼中热，故用此方。若有热无食，宜用柴胡芍药汤。暑月发厥，阴厥者多，阳厥者少。身不热，脉不数者，不可浪投。

香薷六君子汤

人参　白术　白茯苓　甘草　陈皮　半夏　香薷　山栀　黄连　赤芍

此方用六君子以祛痰益脾肺，使正气旺则客邪易逐矣。值时当炎暑，热蒸于外，湿蕴于中，故用栀、连以清里，薷、芍以解表和荣。惟脉洪数，尤宜慎审，未可浪投。按：此亦扶正逐邪之法。

湿

湿之为病，散见各门。此将湿之原委，逐一讲贯，治之方不谬也。有自外而伤者，有自内而中者。从外而伤者，即如冒雨而行，雾露而处，冷水灌汗，湿从上受也。若涉水履冰，当风洗足，坐卧湿地，湿从下受也。初起湿邪在经，未郁为热，但觉骨中冷痛，或皮肉微肿，微微恶寒，其脉细缓而不洪数。可知其为寒湿也，俱用人参败毒散加减。湿留日久，壅遏本身正气，即成湿热，脉多洪缓数大，向之细缓者，今则乌有矣。但看上下部分，红肿酸痛，恶寒发热者，知其为湿热也。虽宜解表，但可用辛凉，不宜用辛温，如柴葛二妙汤，上下俱可着用。如寒热已退，红肿不消，宜用加减柴苓汤。经云：治湿不利小便，

非其治也。可见治湿之法，又以利小便为第二义矣。然而利小便之法，有湿则利湿，无湿则损津液。肿盛者可用，微肿而瘘弱者，又当除湿养荣。《内经》云：因于湿，首如裹。言湿邪初客，未郁为热，但觉蒙昧不清，如以物裹其首也。又云：大筋软短，小筋驰长。是言湿客日久，湿郁为热，热伤其血，则大筋为之软短。湿伤其筋，则小筋为之驰长。明此数语，方知治湿之不可过于燥矣。此湿从外受者也。至于湿从内中者，又有上下之不同，如茶酒汤水，脾虚不能消散，积于上焦，即为上焦之湿。其人头面发肿，或生瘾疹，是为湿中生热。治当凉散，不宜温散。亦用柴葛二妙汤。若其人小便不利，在上之湿，难于下趋，又当用柴苓汤，利其小便。若脉来细缓无力，小便色白，不时淋滴而多汗，一切利水之药，即不可施。其有身热足寒，时头热面赤，湿热上壅，阳气不能下通于阴，宜用柴胡汤加大黄下之。湿积于下，即为下焦之湿，合用柴苓汤利之矣。若其人恶寒发热，或两尺洪盛，余脉沉细，湿热下壅，阴气不能上通于阳，必用柴葛二妙汤，散其标邪，方可利水。若脉来细缓，小便色白者，宜用独活寄生汤，助阳以驱湿，亦不得不用之法也。

人参败毒散

羌活　独活　柴胡　前胡　川芎　枳壳　桔梗　人参　白茯苓　甘草

寒甚者，加桂枝。无人参，以白术代之

柴葛二妙汤

柴胡　黄芩　半夏　甘草　干葛　赤芍　苍术　黄柏

湿热之脉，洪数者多。亦有湿邪壅滞，脉沉细缓者，但问身热内烦，即以此方散之。在上者去黄柏，加连翘。

加减柴苓汤

柴胡　黄芩　半夏　甘草　赤茯苓　泽泻　赤芍　枳壳　苡仁　木瓜

除湿养荣汤

当归　川芎　白芍　熟地　牛膝　杜仲　木瓜　苡仁　续断　黄芩　石斛
五加皮

加味柴胡汤

柴胡　黄芩　甘草　花粉　白芍　麦冬　山栀　大黄

独活寄生汤

当归　川芎　白芍　熟地　人参　茯苓　甘草　杜仲　牛膝　续断　秦艽
防风　独活　细辛　肉桂　桑寄生

按：此方重在助阳以驱湿，小溲清白，脉来尺微寸缓，是其的剂。若湿热未尽者，尤宜三复，庶免抱薪救焚之虞。

燥

人之脏腑，有血液，有津液。津液又在血液之先，得心火之化，变成血液。流于坎宫，得命门真火之化，变成真精。其原生于胃，输于脾肺，下灌两肾膀胱，以为一身之阴气。胃气得之，则留恋不脱。若津液亏损，胃为孤阳。阴绝而阳亦绝。古云伤寒偏死下虚人，盖有见于此也。今之医家，不知津液为何物，动手便用燥剂，杀人惨于刀刃矣。然而燥之一气，诸书从未辨明。即以《素问》之遗，亦言秋伤于湿。后代名医错出，并无一人改正其讹，所以疑误至今，用药鲜当也。惟《法律》始详辨之。盖言风主于春，寒主于冬，暑湿火兼主于夏，而燥则专主于秋也。立秋之后，犹是夏天余气，热中有湿，所以草木犹青。一交秋分，燥金司令，所起之风，全是一团燥烈之气。干而不润，是以无草不黄，无木不凋，人身应之，燥病生焉。阐发致燥之由，较胜于喻氏。凡有身热咳嗽，内烦口干，一切百病，无不起于干燥。治当养血生津，不可妄投燥剂，戕人性命，极为要紧。然燥令虽主于秋，凡久亢不雨，津液少者，亦生燥病，岂独主于秋乎。治者明之！

柴胡芍药汤

柴胡　黄芩　花粉　甘草　白芍　麦冬　知母

按：清燥救肺汤亦可用，较此方尤为得宜，用桑、麻、麦冬、阿胶以滋燥，杏仁、梨皮以润肺，是谓有制之师也。

火证

火证之脉，洪数为顺，细数无力则凶。亦有火盛之极，而脉反沉小，伏匿者，即《大易》所谓干之上九，亢龙有悔者是也。脏腑之中，火从何来？气之不得其平为之也。有实火、有虚火、有相火、有燥火、有湿热之火，又有郁火、猛烈之火、无名之火，皆不可以不察也。何为实火？心火燔灼，胃火助之。元气未损，真精未亏。或因饮酒之蕴热，或因暴热之外侵，目赤喉痛，胸满气喘。宜用黄连清心汤、柴胡泻肝汤、黄芩清肺汤之类。若是虚火，东垣之论，确不可易。东垣曰：饮食所伤，劳倦所损。或气高而喘，身热而烦，症似白虎，但脉来洪大，虚而不长，不可以实火投治，当用补中益气汤，补其中气则自愈矣。倘以实火治之，立见危殆。又有相火者，生于虚无，寄于肝肾之间，乃元气之贼，无时而不熬煎真阴。阴虚则病，阴绝则死。急用滋阴地黄汤，填补真阴，务使水壮而火息。一切凉药，毫不可施。至若燥火者，肠胃涩滞，津血不充，大便常闭。先用脾约丸润之，后用地黄固本之剂。若用芩连栀柏，百剂无功。湿火者，湿生乎热，热生乎湿，湿热相生，遂成胀满。或痿与臌，从而生焉。故有大便久秘，及更衣则又溏泄。热在肠胃之外故秘，湿在肠胃之中故溏。宜用柴苓汤加黄柏、玄参之类，不可因其泄泻，禁其寒凉。若夫猛烈之火，或从右胁起，或从脐下起。或从足底起，皆为厉症，丹溪以为不可骤用凉药。恐其扑之而愈张，抑之而愈扬。先以甘草煎汤，兼泻兼缓。俟其猖狂少定，量其虚实治之。亦一法也。郁火者，腹中作痛，肌表热，四肢热，摸之烙手。此因过食生冷，郁遏阳气于脾土之，宜用清阳散火汤。无名之火一发，即不识人。或狂言失志，或直视声鸣，或手足瘛疭，或闭目无言，或发数日而终者，或一发便脱者，或卧枕而逝，人不及知者。既无经络之可寻，又无脉症之可据，《内经》所谓暴病暴死，皆属于火者是也。可不审乎！

按：人身肝火最烈，燔灼无忌，善治者先平肝火，而余脏之火自缓也。

黄连清心汤

当归　白芍　生地　麦冬　山栀　连翘　甘草　薄荷

柴胡泻肝汤

柴胡　甘草　当归　川芎　青皮　山栀　连翘　龙胆草

黄芩清肺汤

荆芥　薄荷　黄芩　山栀　连翘　麦冬　白芍　桔梗　甘草　桑皮

滋水地黄汤

熟地　山药　白茯苓　丹皮　山萸　泽泻　麦冬　白芍　玄参

清阳散火汤

山栀　黄芩　白芍　白芷　紫苏　川芎　枳壳　桔梗　甘草　白茯苓

风湿

风湿者，先伤于湿，而后伤于风也。其症一身尽痛，比之伤寒身痛，殆有甚焉。因知其为风湿也。风从上受，湿从下受。殆至两相抟聚，注经络，流关节，渗骨体、躯壳之间，无处不到，是以无处不痛也。其症有轻有重。轻者脉浮弦细，浑身酸软无力，宜用加减柴葛汤。风在外而湿在内，不可大汗，恐风去而湿仍存。惟此轻解之剂，内外之邪俱去。若汗出短气，恶风不欲去衣，脉沉细缓无力者，宜用桂枝白术汤，助阳以驱湿，不易之法也。重者周身大痛，脉浮洪数，亦用加减柴葛汤。若头面目赤，身热足寒，阳气不能下通于阴者，宜用柴陈汤加枳壳、大黄以下之。如发散之后，上体已愈，下体疼痛不止者，宜用柴苓二妙汤。

加减柴葛汤

柴胡　黄芩　半夏　甘草　干葛　赤芍　紫苏　川芎　山栀　苍术　续断　枳壳　木瓜

治风湿之法，固宜散风行湿，而清热利气之药，亦不可少。盖以湿邪在经，气滞不行，郁而成火故也。

桂枝白术汤

桂枝　白芍　甘草　白术　木瓜　续断　陈皮

加减柴陈汤

柴胡　黄芩　半夏　甘草　陈皮　白茯苓　枳壳　大黄

柴苓二妙汤

柴胡　黄芩　半夏　甘草　赤茯苓　赤芍　泽泻　苍术　黄柏　木瓜　续断　牛膝　杜仲

风温

风温者，先伤于风，而后伤于热也。凡人先伤于风，经络之间已自有热，又感时令之热。饮食入胃，气滞不行，变成浓痰浊饮，胶固不散。又遇新谷裹结成病，其症喘渴多睡，四肢不收。宜用柴胡化滞汤，但清其胃，其病自愈。然不但风温互感后有此症，凡天令久暖，素有痰火者，每有此恙。仲景恐人误认寒症，妄用发汗，故辨于伤寒门中，其实非伤寒也。

柴胡化滞汤

柴胡　黄芩　半夏　甘草　枳实　厚朴　山楂　杏仁　赤芍　陈皮

便闭宜加大黄。

湿温

湿温者，先伤于湿，而后伤于暑也。其症胸满妄言，两胫逆冷。此因暑湿客于脾经，正气不行，郁而为火，故令语言谵妄。湿热上壅，阳气不能下通于阴，故令足寒。仲景恐人认为寒症，误投发散，所以引入寒门。其实非寒症也。夫湿温何以不可发汗？盖因湿邪在胸，已自有热，又遇暑气客之，两热相侵，犹未混合为一。汗之，则两邪混合，闭塞经络，不死何待耶！宜用柴胡清中汤。若脉来洪数，或上盛下虚者，加大黄以下之。《难经》云：湿温之脉，阳濡而弱，阴小而急。濡弱见于阳部，湿气抟暑也。小急见于阴部，暑气抟湿也。此言非不有理，但脉之变化不齐，不可执为一定耳。此二句名言可佩。

柴胡清中汤

柴胡　黄芩　半夏　甘草　枳实　杏仁　石菖蒲　黄连　赤芍

暑湿侵脾，必有痰食留结，化痰化滞，亦不可少。

瘾疹

瘾疹者，遍身小颗，红白不一，有若痱子之状。或如黄豆样者，重者身发寒，脉来洪数，状类伤寒，宜用芩连败毒散。三四日不解，即为夹疹感寒，柴胡化滞汤实为主剂，不可过用凉药，壅遏其毒。轻者，微寒微热，脉细微数，愈而复发。此因湿中生热，热极生风，宜用疏风养荣汤。常服六味地黄丸，滋肾水以荣肝木，则虚风自息矣。又有身发疙瘩，有如丹毒，痛痒不常，脓水淋沥者，宜用解热柴陈汤。

芩连败毒散

羌活　独活　柴胡　前胡　川芎　枳壳　桔梗　黄芩　连翘　甘草

疏风养荣汤

白芍　当归　生地　柴胡　防风　薄荷　麦冬　地骨皮　山栀

解热柴陈汤

柴胡　黄芩　半夏　甘草　陈皮　白茯苓　山栀　赤芍　苡仁　贝母

身热加荆、防。肤燥加蝉衣、云增。

痛风

痛风

痛风者，遍身疼痛，昼减夜甚，痛彻筋骨，有若虎咬之状，故又名为白虎历节风。有痛而不肿者，有肿而且痛者，或头生红点，指肿如捶者。皆由肝经血少火盛，热极生风，非是外来风邪。古今诸书，皆以风湿为言。疑误舛谬，害人不浅。高邮袁体庵先生出，改正其非，讲明其理。始知痛风，由于风热血燥也。所制逍遥散一方，每使病者连服百剂，不终其剂者，日后变为疬风。屡试屡验者也。识者珍焉。

按：袁氏心传世乏刊本，展转抄缮，错谬甚多。惟其中名言阐发，启迪后进匪浅。

加减逍遥散

当归　白芍　熟地　川芎　柴胡　防风　薄荷　连翘　山栀　麦冬　甘菊

丹皮

劳倦

劳倦者，奔走劳力之后，恶寒发热，脉来弦数，状类风寒。但初起必有劳倦之因，自可为辨也。设若劳倦而感风寒，又极难辨。但劳倦之人，一周时许，自然汗出而解。若四五日不解者，又属之风寒也。治之之法，先用清胃散火汤，治其标邪。后用加味地黄汤，培其根本。盖火之有余，必因水之不足。少年得此，日后每成虚痨，不可不察也。若清散之后，脉沉细缓，或洪大无力者，治当益气养血，又非地黄丸所司也。东垣言劳倦之病，脉来洪大，虚而不长，当以甘温补之。然初起有火，未可骤与，必先清热健脾，方可议补。阐发先后用药之理，句句详明。

清胃散火汤

山楂　厚朴　山栀　黄芩　陈皮　枇杷叶　麦冬　当归　白芍　防风　柴胡　干葛

痰火

痰火为病，恶风发热，脉来弦数，全与伤寒无别。但听其咳嗽气急，可以知其为痰火也。夫痰火之起，由于脾经血少，胃火太甚，熬煎津液为痰，上传于肺，故令咳嗽气急。然胃火一动，相火翕然从之，所以恶寒发热。宜用舒中芍药汤三四剂后，脉宜和缓。若弦数不减，数大有力，是为孤阳无阴，多主于死。若脉来微减或细数者，法当看其痰色。如咳吐黄痰，胸中不快，食积生痰，宜用瓜蒌枳实汤。如痰色青白，稀而不稠者，肾虚水沸为痰，宜用加味地黄汤，滋水以制火，不必拘于治痰也。又有初起之时，外无寒热诸症，内无烦热气急，但见神昏不安，肢体无力，声音低小，饮食不进，脉来沉细无力者，宜用香砂六君子汤，甚则八味地黄丸亦可用也。

舒中芍药汤

陈皮　半夏　白茯苓　甘草　柴胡　黄芩　枳壳　桔梗　白芍　木通　贝母　瓜蒌霜　天冬

有食加厚朴。

瓜蒌枳实汤

陈皮　白茯苓　甘草　枳实　瓜蒌霜　贝母　当归　桔梗　山栀　黄芩

加味地黄汤

熟地　山药　白茯苓　丹皮　山萸肉　泽泻　天冬　麦冬　桔梗　甘草　牛膝倍用

香砂六君子汤

陈皮　半夏　白茯苓　甘草　人参　白术　砂仁　香附　藿香

咳嗽

有声无痰，谓之咳，肺气伤而不清也。有痰无声，谓之嗽，脾湿动而生痰也。有声有痰，谓之咳嗽，脾生痰而传于肺也。风寒劳嗽，自有本条。四时咳嗽，不可不辨。丹溪云：春是上升之气，夏是火炎上最重，秋是湿热伤肺，冬是风寒外束。所谓上升之气者，春天木旺，肝火太甚，乘于肺金，故令咳嗽，宜用清肝宁嗽汤。脉必弦数可据，久而不止，宜用归芍地黄汤。盖肾水，乃肝木之母，肾水虚弱，无以为发生滋荣之本，故内热而咳，归芍地黄是治其本也。所谓火炎上者，夏月心火用事，乘于肺金，有如金被火克，五行相贼，其症极重。若不急治，直至交秋方止，咳久多成痨怯，亦用归芍地黄汤，或天王补心丹，无不可也。所谓湿热伤肺者，秋分之后，燥金用事，所起之风，全是一团干燥之气，不比秋分之前，热中有湿也，是以无草不黄，无木不凋。人身应之，肺胃干燥，津液枯槁，所以作咳。丹溪反言湿热伤肺，当亦传刻之误，未可执为定论也，亦用归芍地黄汤。所谓风寒外束者，冬月天冷严寒，易至伤人，感于风者，脉来细缓；感于寒者，脉来浮数，自可辨也。大抵四时咳嗽，虽有不同，而东南之地，往往多热多痰，先用清金化痰之剂，方可各治其本，不可骤用地黄泥药。名言卓识。极为紧关。又有咳嗽气急，胸中不宽者，治之宜分虚实。实者脉来沉滑，可用二陈消食之剂。若脉来弦细微数，微寒微热，大便不甚通畅，欲出不出，极为危险。既不可攻，又不可补。惟有养血化痰，健脾消食，听天由命而已。此条诸书未有，不得草草忽过。辨论超豁，认理真切。分四时以用药，阐古书之未发。按咳嗽之源，《内经》有聚于胃、关于肺之指示，要在细心研究而自得也。

清肝宁嗽汤

柴胡　黄芩　花粉　甘草　陈皮　白茯苓　当归　白芍　麦冬　丹皮　桔梗　贝母

归芍地黄汤

当归　白芍　麦冬　桔梗　熟地　丹皮　山药　白茯苓　泽泻　山萸

宁嗽健脾汤

当归　白芍　麦冬　陈皮　山楂　神曲　杏仁　贝母　泽泻　苡仁

胸不宽加厚朴。

齁喘

齁喘之病，方书皆名哮吼，为其声之恶也。此因误啖盐酱咸物，抟结津液，熬煎成痰。胶黏固结，聚于肺络，不容呼吸出入。而呼吸正气，反触其痰，所以喘声不止也。肺有痰热，毛窍常开，热气得以外泄，所以伏而不发。一遇秋冬，寒气外束，邪热不得宣通，故令发喘。脉来浮数，滑大者，宜用定喘汤。发去标邪，再用加减鸡鸣丸，常常服之，自可除根。每日饮食只宜清淡，不宜浓厚。盖人身之痰，不能自动，必随脾之健运，贮于肺络，结为窠囊积饮，如蜂子之穴于房中，莲实之嵌于蓬内，生长则易，而剥落则难，全要胃气清虚，则痰之上注者，得以返还于胃，然后可从口而上越，或从肠而下达。今人肥甘厚味，日不绝口，兼之饮食不节，虽有医药，庸有济乎！此乃气分之病，或有传于血分，而为喘急失血者，先吐痰后见血，犹为积热；先吐血后吐痰者，阴虚火动，照依怯症调治。一切燥药，毫不可尝。推而广之，齁病属热者固多，而肺寒者亦有，不可泥定是热。凡脾胃虚寒，气不能运，积成冷痰，上注于肺，亦成齁喘。其人四肢厥冷，脉沉细缓，按之无力，即其候也。宜用六君子汤，加款冬、金沸草、杏仁、炮姜治之。但热者多，而寒者少，又不可不察耳。齁喘之病，痰火为本，而外感内伤之因，所触不同，未可以一端尽也。寒伤肺喘，脉必数大，可用定喘汤散之。风伤肺喘，脉必细缓，自汗恶风，宜用参苏饮解之。因于气者，其脉必沉。因于食者，脉必弦滑。因于色者，脉沉细数。治之又有不同。今人一遇是症，便以定喘为主，何致胶固若此耶！

定喘汤

半夏　杏仁　冬花　苏子　桑白皮　麻黄　甘草　黄芩　白果　青铅　生姜

加减鸡鸣丸

陈皮一两　半夏四钱　白茯苓一两　甘草五钱　贝母一两　瓜蒌霜一两　冬花一两　天冬二两　黄芩一两　知母一两　桔梗一两　枇杷叶五钱　玄明粉三钱

炼蜜为丸。

青筋

青筋之症，恶寒发热，状似风寒。但胸腹作痛，遍身发麻，或唇口作麻，即其症也。北方谓之青筋，南方谓之乌沙。此因郁怒伤肝，木邪贼土，触动湿痰，气逆而血亦逆，故令胀痛欲死。脉来洪数者，宜用活血化痰汤。若脉来细缓，四肢厥冷者，宜用香砂理中汤。古方治此，不过清热消食，而疏气活血之药，毫不知用。内经云：通则不痛，痛则不通。气血不得宣行，后成此病，宣通气血为第一义也。但此血气上攻，多有暴病暴死者，不可不知也。

活血化痰汤

陈皮　半夏　白茯苓　甘草　大腹皮　枳壳　木香　玄胡　归尾　黄芩

香砂理中汤

人参　白术　炮姜　甘草　香附　砂仁　藿香　加延胡　半夏　木香

气怒

肝为将军之官，不受屈制。怒气伤肝，其气冲逆上行，有若将军之不可犯，故名将军。伤之轻者，两胁刺痛，胸中不舒。伤之重者，未经发泄，乘于胃土，令人昏迷不语，牙关紧急。盖因胃中有痰，肝气入胃，触动痰涎，其支脉之络心者，被其壅滞，堵塞神气出入之窍，故不识人也。《内经》云：暴暗为病，不必服药，少顷气行则苏。然而痰聚胸中，正气得复则生，不复则死，不可坐视，宜用清郁二陈汤。又有气怒之后，人事清白，但觉胸中刺痛，喘急不安，能坐不能卧者。气逆膻中，血亦留滞，宜用加减柴物汤。若脉来沉细无力，胸中痛而不甚者，宜用归脾、八珍之类，不可以气为拘也。

按：八珍、归脾当在清郁化痰之后，为善后计。若用在郁气未疏之时，恐其气因补而壅滞，又非所宜。

清郁二陈汤

陈皮　半夏　白茯苓　甘草　川芎　香附　枳壳　杏仁　白芍　黄芩

加减柴物汤

柴胡　黄芩　半夏　甘草　当归　川芎　白芍　熟地　玄胡　木香　麦冬
杏仁

中恶

中恶者，入庙登冢，吊死问疾，飞尸鬼击，故为中恶。其症牙关紧急，昏不知人，似乎中痰。但头面青黑，肌肤粟起，可以知其中恶也。《内经》云：大凡外邪之入，必与内邪相合。中恶之人，先有痰食在胃。正气不旺，然后鬼昧得以犯之。治是症者，当以安神化痰为先。俟其气顺痰消，方可议补。薛立斋云：中恶先因正气大虚，然后为恶所中。治当大补元气，勿以痰治。然初起必先化痰，不可顾母失子也。

安神化痰汤

茯神　远志　陈皮　半夏　杏仁　石菖蒲　麦冬　桔梗　甘草
有食加枳壳、厚朴。

伤食

方书云：人迎紧盛伤于寒，气口紧盛伤于食。以是知伤食之脉，专以气口为主也。然诊视之时，有气口脉沉伏者，有气口脉滑大者，又有人迎气口俱弦数者。纷纷不一，不可以一说拘也。夫人迎气口脉俱弦数，外症日晡寒热，头亦微痛，全与风寒无异。但神气如故，身无疼痛，可以为别也。脾胃之气禀于命门，命门凝然不动，下焦为之臣使。宣布其气，行至中焦，入于脾胃，乃能化食。今因饮食郁遏，少阳三焦之气不得宣通，故生寒热诸症。医者不识，呼为寒疾，误人多矣。宜用柴胡化滞汤，通表里而双解之，食重者宜下。若外无寒热表症，但觉胸膈不宽者，痰裹食而不化也，宜用加味二陈汤。又有生冷伤脾者，脉来沉缓无力，审脉之有力无力而定虚实之治。宜用香砂理中汤。更有胸腹不宽，咳嗽气急，四肢无力，大便不甚通畅，脉沉弦细，按之无力。下焦虽是虚寒，中焦又有浮热。先以养血健脾汤，开其痰食，再以八味地黄丸，实其下焦，方为得法。至若饮食积久，或伤之太过，中气闭塞，以致猝然僵仆，昏不知人，名为食厥。甚则四肢拘挛，状如中痰，亦用加味二陈汤。脉沉细缓者，宜加姜桂，不可误认痰症，妄用痰剂。

柴胡化滞汤

柴胡　黄芩　半夏　甘草　枳壳　厚朴　山楂　苏子　桔梗

伤食而用柴胡，以其能升少阳之气也。

加味二陈汤

陈皮　半夏　白茯苓　甘草　枳壳　厚朴　杏仁　山楂　苏子　桔梗

大凡消食化痰，必须顺气。胸中不宽，故用苏、桔。若在脐腹以下，宜用青皮、香附。

香砂理中汤

人参　白术　炮姜　甘草　砂仁　香附　藿香

滞重去白术，加枳壳、厚朴。寒甚加肉桂。

养血健脾汤方见脾胃门。

冲和丸

陈皮　半夏　枳壳　厚朴　神曲　杏仁各一两　黄芩　桔梗各五钱

脾居中央，寒之不觉其寒，热之不觉其热。饮食易化，百病不生，故云冲和。今为饮食所伤，失其旧职，用此消其积滞，复其冲和之旧矣，故以冲和为名。痰滞胶固者，再加茋术。

物性相制药

索粉不化，宜加杏仁，狗肉亦用。牛肉伤加红曲，鱼伤加橄榄。面食豆腐，加萝卜子。粽子黏食，加白酒药。肉食加山楂。果子菜蔬，加麝香。煎炒厚味，加淡豆豉。

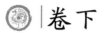 卷下

伤酒

酒者，清冽之物，不随浊秽下行，惟喜渗入者也。渗入之区，先从胃入胆。胆为清净之腑，同气相求也。胆之摄受无几。其次从胃入肠，膀胱渗之而出。其所存之余质，惟胆独当之。是以善饮者，必浅斟缓酌，以俟腹中之渗。若连飞数杯，倾囊而出耳。酒虽一物，却有数种之不同。辛者能散，苦者能降，甘者缓而居中，淡者能利小便。善饮之人，先天元阳本厚，所以膀胱能渗。但宜少饮，不宜多用。少则流气活血，多则耗血损神。善饮者，又借酒为元气，戒之则形体必瘦。大抵天地之道无他，中而已矣。且膏粱贫贱，各自有病。富贵之家，多色多酒，不致生病。贫贱之夫，少饮辄病，近色则损。此其故何也？盖膏粱之人，嗜酒者远色，近色者节饮，而且无奔走负重之劳，经营谋虑之苦。一有酒色，安寝休息，厚味填补，病从何来！若酒色双有者，亦非美事。至于贫贱不遂之人，经营谋虑劳其心矣，奔走负重伤其力矣，再有酒色之伤，神气几何，堪如是之斫丧耶？汪颖曰：人知戒早饮，而不知夜饮尤甚，醉饱就枕，热壅三焦，伤心损目。夜气收敛，酒以发之，乱其清明，劳其脾胃，停湿助火，因而致病者多矣。其有伤于酒者，治之宜分表里。如恶寒发热，身首俱痛，湿热在经，闭塞本身元气，宜用柴葛解肌汤，发汗以彻皮毛之邪。如谵语烦渴，人事不清，宜用瓜蒌枳实汤。大便不通，脉沉有力者，法当下之。如有小便不利，腿足发热者，酒热积于下焦，宜用加减柴苓汤。诸书言酒，皆云无形元气受伤，但可发汗，不可妄下，以伤有形阴血。吾观饮酒之时，非无嘉肴。未饮之前，亦有谷食，不可以前说为拘也。按：酒能乱性，又能助湿，奈嗜酒者隐戕其身，何不知审慎如是耶。

柴葛解肌汤

羌活　干葛　柴胡　川芎　半夏　枳壳　桔梗　厚朴　山楂　黄芩　山栀　甘草

瓜蒌枳实汤

贝母　瓜蒌霜　枳实　陈皮　桔梗　白茯苓　甘草　山栀　黄芩　当归

加半夏更妙。

加减柴苓汤

柴胡　黄芩　半夏　甘草　赤茯苓　猪苓　泽泻　赤芍　枳壳　厚朴

黄疸

瘅者，热也。黄疸俱因正气不宣郁而生黄，有如遏酱相似。其症有五，条分缕析，脉症始得而详明也。一曰湿热发黄，小便如栀，染衣成黄，而面目身体之黄，不待言矣。此因茶酒汤水，聚而不散，郁成壮火，故成此症。但有热多湿少者，有湿多热少者，有湿热全无者，不可以不辨也。热多湿少者，脉来弦数，黄中带亮，宜用茵陈柴苓汤。若渴而饮水者，宜用柴胡芍药汤，加茵陈、泽泻，乃得三焦气化行，津液通，渴解而黄退。《金匮》云：疸而渴者难治。虑其津液枯竭，初非不治之症也。湿多热少者，脉来沉细而缓，其色黄而晦，宜用茵陈四苓汤。若大便自利，上气喘急，宜加参、术，不可误用寒凉，伤损脾气。至于湿热全无者，既无血食酒汗之症，又无黄赤小便，但见身黄倦怠，肢体无力，虚阳上泛为黄也，宜用加减八物汤。今医治此，概用五苓套剂，岂能愈乎！谷疸者，饮食郁结，正气不行，抑而成黄。其症胸膈不宽，四肢无力，身面俱黄，脉来洪滑者，症属于阳，合用二陈消食之剂。但火热郁结，遏生苔衣，干涩难下。今人动用苍、朴燥剂，但治其食，不治其热。疸之一字，置于何所？无怪乎治之不痊也。更有粗工，专用针砂、绿矾等药，不思积滞虽去，津液随亡，大失治疸之体。惟用养血健脾汤，大有殊功。脉沉细缓者，症属于阴。其人四肢青冷，大便时溏，宜用香砂理中汤，加炮姜、肉桂之类，不可概以热治也。然谷疸之症，每兼发肿，初起见之无妨。日久气虚，多主危殆。女劳疸者，身黄加以额黑也。其症脐下满闷，大便时黑，日晡寒热，皆蓄血之所致也。男子勤于房事，血不化精，滞于小腹，故成此症。女子经水未净，交合血滞，亦有此症。脉来弦芤者，宜用加减柴物汤。若脉来细缓无力，或涩而细者，元气大虚，虽有蓄血，不宜消导，宜用十全补中，大扶元气，正气盛则邪气自退。若用消导之剂，是促之使亡也。然女劳之血，宜在小腹。若大腹尽满，血散成臕，不治之症也。仲景云：腹满如水者，不治。旨哉言乎。酒为湿热之最，因酒而成疸者，其人小便必如栀汁，合用茵陈柴苓汤矣。若心中懊憹，热不能食，时欲呕吐者，湿热积于上焦，必有老痰在胃，宜用清热化痰汤。若头面目赤，身热足寒，脉来寸强尺弱，阳气不能下达，宜于前方加大黄下之。如大便带黑，面色黄黑者，其人必有蓄血。盖嗜酒之人，多喜热饮，荡死血脉，积于胃中，隐而未发，亦宜加减柴物汤，缓缓调治。酒疸之黑，与女劳之黑，相去一间。女劳为肾气所发，酒疸乃荣血腐败之色。柴物汤有半补半消之功。若用大黄峻剂，荣血益趋于败而已，治者明之。黄汗者，汗如栀汁，染衣成黄。多因汗出浴水，水浸皮肤，壅遏本身，荣卫郁而生黄也。亦有内伤茶酒，湿热走于皮毛，亦令发黄。初起身热恶寒，头疼身痛者，可用柴陈汤，加苏、葛、桑皮，以微散之。日久津虚，宜用柴胡芍药汤。此症脉多洪大无力，或细缓不匀，不可误用补剂，以其发热不止，必生恶疮，留结痈脓也。

茵陈柴苓汤

柴胡　黄芩　半夏　甘草　猪苓　泽泻　赤茯苓　茵陈　麦冬　赤芍

湿少热多，固宜分利，使热从小便而去。佐以小柴胡，方有清热之功。湿蒸热郁，必先燥其肺气，所以小水不行。茵陈辛凉，清理肺热。肺金一润，其气清肃下行，膀胱之壅热立通，小便利而黄退矣。古云治湿不利小便，非其治法，尤宜慎审。

加减八物汤

人参　白术　白茯苓　甘草　当归　白芍　熟地　石斛　苡仁　远志　秦艽　陈皮

养血健脾汤

当归　白芍　麦冬　枳壳　厚朴　山楂　赤茯苓　杏仁　桔梗　陈皮

香砂理中汤　方见食门。

加减柴物汤

柴胡　黄芩　半夏　甘草　当归　川芎　白芍　熟地　香附　玄胡　丹皮　丹参

清热化痰汤

柴胡　黄芩　半夏　甘草　陈皮　白茯苓　杏仁　山栀　枳壳　桔梗　赤芍

柴胡芍药汤

柴胡　黄芩　花粉　甘草　白芍　麦冬　知母

积聚、癥瘕、痃癖、痞块

血之所积，因名曰积，积久而后发也。气之所聚，因名曰聚，聚散不常之意也。癥者，坚也，坚则难破。瘕者，假也，假血成形。痃者，左右或有一条筋脉拘急，大者如臂，小者如指，如弦之状，故名曰痃。因气而成也。癖者，隐在两胁之间，时痛时止，故名曰癖。痰与气结也，名色虽多，而痞块二字，可以该之。欲知治痞块之法，详察五积，其理自明。肝积居于左胁，大如覆杯，名曰肥气。久不愈，令人发呃，痎疟连岁不已。心积居于脐下，上至心下，其大如臂，名曰伏梁。久不愈，令人烦心。肺积居于右胁，大如覆杯，名曰息贲。久不愈，令人洒淅寒热，喘咳成痈。脾积在胃脘右侧，腹大如盘，名曰痞气。久不愈，令人四肢不收，发为黄疸。斯四积者，从何而生焉。盖因饮食不消，着于气怒。痰行过其处，必裹一层。血流过其处，必裹一层。痰血共裹之，则不能不成块矣。但上部气多血少，不致治而成痞。治以化痰为主，而活血兼之，宜用消积二陈汤。若痛无形质，不时而发者，非痃即癖，宜用柴胡疏肝散。至于肾积居于脐下，在女子多因血滞不行，男子多因食积所成。按之不移，方为积病。因于血者，宜用加味柴物汤。因于食者，宜用二陈消食之剂。至若活而成痞，千金保命丹，大有殊功。秦越人云：肾积居于脐下，上下无时，有若江豚拜浪，名曰奔豚。久不愈，令人喘急，骨痿少气。据此看来，又有积散不常之意，不可以积名也。此因下焦虚寒，寒气从腰而入，自后冲前，所以小腹作痛，宜用桂枝独活汤，温经散邪为主，不用大补。《内经》云：凡治积块，衰其大半而止。块去须大补。若必欲攻之无余，多致积散成臌。至于脾气大虚，神思倦怠者，当以大补元气为主，正气盛则邪气自退，此不易之法也。内热不受补者，脉来弦数者，极为危笃难医。虽然积块固属实症，倘按之无形，多因七情气滞，肠中汁沫，与气相抟，故作痛也，亦用加减柴物汤。

消积二陈汤

陈皮　半夏　白茯苓　甘草　杏仁　枳实　玄明粉　石菖蒲　归尾　赤芍
内热加黄芩，有滞加厚朴，痛甚加莪术。

柴胡疏肝散

柴胡　黄芩　半夏　甘草　陈皮　白茯苓　白芍　香附　枳壳　玄胡

内热，加山栀。

加味柴物汤

柴胡　黄芩　半夏　甘草　当归　川芎　白芍　熟地　香附　玄胡

桂枝茯苓汤

陈皮　半夏　白茯苓　甘草　香附　桂枝　细辛　独活

肾积奔豚，乃寒气从腰眼而入，肠中汁沫凝聚作痛，故用二陈以行汁沫，桂、辛、独活以散外邪，不可妄补！

癫　狂

狂者，狂乱而无正定也，狂叫奔走，人难制伏，甚则登高而歌，弃衣而走，逾垣上屋，詈骂不避亲疏。此症虽属有痰，但痰多火多，当以清热为君，化痰为佐，宜用清火化痰汤，大解心胃之热。大便结燥者，可用滚痰丸下之。清热之后，邪热未净者，宜用柴胡芍药汤。如脉来沉细，宜用六君健脾汤。狂病原属实热，脉宜洪大有力，沉细则危，法当禁其饮食，不可与癫症同治也。癫病，语言谵妄，喜笑不休。此因抑郁不遂而成，脉宜沉小无力，不宜洪大，治用六君健脾汤。盖此病多由食积生痰，天麻、胆星等药服之无效。气顺痰消，又宜八味地黄丸，大补先天元气。此不易之法也。经云重阴者癫，重阳者狂，乃辨症不二法门。

清火化痰汤

黄芩　黄连　山栀　贝母　瓜蒌霜　枳实　苏子　桔梗　赤芍　麦冬

滚痰丸

大黄八两　黄芩八两　沉香五钱　礞石煅，一两

此方实人可用，虚者误服立死。

六君健脾汤

人参　白术　白茯苓　甘草　陈皮　半夏　枳壳　厚朴　杏仁　泽泻

炮姜

痫 症

痫病发则仆地，闷乱无知，啮舌吐沫，角弓反张，手足搐搦，或作六畜之声。古有猪、羊、牛、马、鸡痫之分，以应五脏，亦可不必。风痰鼓其窍道，其气自变，譬之弄笛者，六孔闭塞不同，而宫商各别也。脉来洪数者，症属于阳，宜用舒中二陈汤，后以清痫二陈汤加减调治。脉细无力者，症属于阴，治之难愈，宜用六君健脾汤，八味地黄丸亦所必用也。此病痰伏心包，全要胃气清虚，方能健运。日用饮食，只宜少进。肥甘厚味，不宜屡尝。

按：肥甘血肉均含毒质，无病患食之，每生脾胃痼疾，而况痫症尤要胃气清虚，庶免增痰助虐之虞。为医者必预言之也。

舒中二陈汤

陈皮　半夏　白茯苓　甘草　杏仁　枳壳　厚朴　山栀　黄芩　玄明粉

癫痫之病，人皆责之肝风，每用天麻、胆星等药。不知食积生痰，抑遏少阳之气，以致手足挛搐，心神昏冒。但治其食，其病即瘳。予所屡试屡验者也。

清痫二陈汤　存以备参。此方涤痰有余，痰盛者尤捷。若久病正虚，宜裁酌用之。

陈皮　半夏　白茯苓　甘草　天麻　胆星　瓜蒌霜　枳实　石菖蒲　桔梗　麦冬　黄连　山栀

六君健脾汤　方见癫狂门。

三 消

《内经》曰：二阳结谓之消。东垣曰：二阳者，阳明也。手阳明大肠主津液，若热则目黄口渴，乃津液不足也。足阳明胃主血，若热则消谷善饥，血中伏火，乃血不足也。结谓热结也。虽有三消之分，其原皆本于胃。土者，万物所归，无所不有。凡煎炒炙煿，过饮醇酒，助其胃火，耗竭津液，传于气分，则为上消。传于血分，则为下消。若房事撙节，阴气未损者，燥热只在胃经，但见消谷善饥而已。上消其病在肺，舌上赤裂，大渴引饮。此因胃火先传于肺，心复继之。经云：心移热于肺，传为膈消。举其最重者而言，其实先由胃火而起也。中消其病在胃，善食而饥，自汗时出，大便坚硬，小便频数，亦有口干饮水者，较之上消下消为少耳。今医治此，俱有甘露饮子，非不有理，但滋阴养血，落后一层，而清热生津，尤为急着，柴胡芍药汤，良不易也。仲景治伤寒论云：口渴者，风发也，以饮食消息止之。见得口中作渴，不但胃火所使，而肝胆风热亦复乘之，徒求药石，不能速愈。须以饮食之中，甘蔗梨汁，频频食之，庶可免死。此亦治消渴之妙法也。此言历练有准，非虚伪浮夸之谈。下消其病在肾，耳叶焦枯，小便如膏，其中伏有至理，人所不知。盖小便如膏，似属肾虚，凉药治之无益。不知肾消一症，不但胃热下流，而心之阳火，亦因下趋于肾，宜用当归六黄汤，或六味地黄汤，加犀角以治心火，其消乃愈。向使见其遗精，不敢用凉，岂不误乎！《总录》云：未传能食者，必发脑疽背疮，为其邪火太盛也。不能食者，必传中满臌胀，以其治之太过，上热未除，中寒复生也。岐伯曰：脉实病久可治，脉弦小病久不可治。盖洪数之脉，邪火有余，津液犹未枯竭。若脉细无力者，津液既绝，胃气亦亡，故不可治。不得已而药之，宜于柴芍汤中，加入人参，甚则八味地黄丸，或可起死。

柴胡芍药汤

柴胡　黄芩　花粉　甘草　白芍　麦冬　知母　黄连

上消中消，气分病也，不可骤用血药，惟此方最合。每日再用蛤蜊煎汤饮之，大有奇效。中消大便不利，本方去黄连，加大黄以微利之。按：阐发三消之蕴，明若燃犀。

甘露饮

天冬　麦冬　生地　熟地　茵陈　枇杷叶　黄芩　苡仁　石斛　甘草　山栀　一方无茵陈、山栀，用枳壳。

当归六黄汤

当归　黄芪　黄芩　黄连　黄柏　生地　熟地

霍乱

霍者，挥霍眩晕。乱者，心神烦乱。若上吐下泻，不烦乱者，谓之吐泻，非霍乱也。夫霍乱之因，由于暑食伤脾，中州郁结，清气不得上升，浊气不得下降。先心痛则先吐，先腹痛则先泻。心腹俱痛者，则吐泻齐作。初起之时，脉多代结，或见沉细，最难辨其寒热。大法口渴转筋，知其为热，宜用清暑化滞汤。至于霍乱已除，转筋不愈者，水谷之气，传于肝经，热伤其血，则大筋为之软短，湿伤其筋，则小筋为之弛长。宜于消食之中，佐以木瓜、苡仁、黄芩、麦冬、当归、白芍，无不应也。但男子之筋聚于阴器，女子之筋聚于乳头。男子用手扯其阴器，女子用手扯其两乳，可免转筋入腹之死。又有阴邪霍乱者，脉沉细缓，肢凉唇青。此因冷物伤脾，气不宣通，宜用厚朴温中汤。更有干霍乱者，欲吐不得吐，欲泻不得泻，心腹绞痛，须臾即死。当以手探吐之，方可用药。其间冷热之治，亦与前症无异也。凡患此者，不可与之饮食。一周时许，热退身凉，方可少与米饮，助其元气。若痛止即食，病再复来，勿归咎于医也。《脉诀》云：霍乱之脉见微迟，气少不语，大为难医。盖言暑伤于气，正气欲脱，故难治也。

清热化滞汤

枳壳　厚朴　山楂　杏仁　半夏　黄芩　赤茯苓　桔梗　枇杷叶　麦冬

转筋倍加木瓜。治热霍乱主剂，他如热甚加川连、吴萸，除楂、朴，方为合拍。要在辨其有食滞否。

厚朴温中汤

厚朴　枳壳　杏仁　半夏　桔梗　炮姜　甘草　藿香　香薷　陈皮

按：寒霍乱此方尚欠斟酌，果系三阴经证，宜从治中汤，甚则四逆汤、白通汤，皆可随证选择而用，惟藿、薷、枳、桔，应在删除之列，盖邪既入阴，挽之犹恐不及，岂可再事耗散其真气哉？

疟疾

虚人产妇，病后痨怯，俱有寒热似疟，必须辨明，方不误治。似疟脉来虚濡而数，不甚弦急，疟脉弦实，自可辨也。戴氏曰：寒热发作有期者，疟也，无期者非也。此亦辨之甚明，最宜体认。盖少阳乃东方甲木之象，故其脉主弦。不但初病如此，即久疟正虚，脉不鼓指，而弦象亦隐然在内。东垣云：夏伤于暑，秋必痎疟。夫暑为热邪，热则流通，何至伏藏于秋？必其人汗出遇风，或用冷水灌汗，暑邪藏于肌肉。半在于表，半在于里，正当少阳部分。至秋金气下降，暑欲入而阴据之，则激而生寒。暑欲出而阳据之，则激而发热。邪正相争，有残虐之意，故名曰疟。初起头疼身痛，寒多无汗者，宜用人参败毒散，加干葛、半夏之类。热多汗出者，宜用芎苏柴陈汤。发散之后，热多寒少，胸膈不宽，脉来弦滑者，痰与食积也。痰食在胃，荣卫从出之原，闭塞不舒，所以肌表之中，郁而生热，宜用柴陈化滞汤。若口中作渴者，由少阳而入膀胱之腑，热入膀胱，必伤津液，宜用柴苓汤，导暑从小便而出。然柴苓汤一方，原为小便短少而设。如小便自利，渴欲饮水者，邪传阳明胃经，宜用柴胡芍药汤。仲景云：脉弦数者，风发也，以饮食消息止之。谓弦数之脉，热极生风，必侮土而伤其津液。由少阳而入阳明，两经合邪，其热倍炽，当以食物速止其热，不可徒求之于药也。梨汁蔗浆，正食中之生津者。《内经》所谓风淫于内，治以甘寒者是也。若不用此，则热之移于胃者，势必上传于肺，而为单热无寒之瘅疟。或传心包，而为寒多热少之牡疟。可不慎乎。至于发利之后，脉细无力者，宜用二母补中汤。若有痰食未净，宜用六君健脾汤，或资生丸之类，补而不愈，方可用截。所截之药，当分气血两途。热多脉数者，不受温补，宜用柴胡四物汤，加乌梅、何首乌极验。寒多脉缓者，宜用六君子汤，加人参五钱，此不截之截也。大抵截疟之法，无非收敛气血。在壮盛之体，三五发后疟势少衰，犹可用截。若虚弱之人，气道错乱，虚不归元，截之涩于他岐，屡成腹胀，不可不察也。虽然疟疾属热者多，而属寒者亦有，不可泥定是热。凡当风露卧，冷水浴澡，阴邪客于荣卫，令人寒多热少，脉来洪弦无力，着眼在无力二字。仲景柴胡姜桂汤，真良方也。若胸中作冷，畏寒减食，脉沉弦细者，其病在里，宜用香砂理中汤。总而言之，一日一发者易治，间日三日者难瘥，以其正气虚弱，涩而行迟，与邪会之时缓也。其有住一日，连发二日，或一日数发者，正气大虚，散而错乱，多至不起。发于午后，移于午前者，欲愈之兆。发于午前，移于午后者，羁迟难愈。服药宜在未发之前，发时诸经气乱，服之无效。至于饮食，俟其热退身凉一两时许，方可量与。若带热饮食，多成疟母。肥甘厚味，尤宜禁之。调摄要言。

又有疟母者，老痰食积留于胁下，按之有形，多成痃疟，连岁不已。此症脉来弦细无力，甚难别其虚实。大法积形坚大，外无怯弱诸症，脉虽沉细气滞，不能送之外出，宜用柴陈拈痛汤。若困倦喜卧，声音低小，饮食减少者，宜用香砂六君子汤，大补元气，不可误用攻伐，伤损胃气，极宜辨别。瘅疟者，热疟也，单热而无寒也。脉滑有滞者，宜消食。小便短少者，宜分利。弦数口渴者，宜生津，不可概用大寒之剂。辨症明确，用药自验。惟大渴引饮，汗多脉来洪大者，不用竹叶石膏汤，断不愈也。此即少阳、阳明两经合邪，上传于肺者也。牡疟者，寒疟也，寒多而热微也。如七分寒三分热之类，诸书俱言纯寒无热，言之误矣。发前人所未发。此即少阳、阳明两经合邪，上传于心者，邪入心包，都城震动，周身津液协力内援，重重裹撷胞内之邪，为外所拒，故令寒多热少，表间虽有微冷，膻中全是邪热。内真热而外假寒也，宜用柴陈汤，加杏仁、石菖蒲最妙。

加减败毒散

羌活　独活　柴胡　前胡　干葛　川芎　半夏　枳壳　桔梗　甘草

芎苏柴陈汤

川芎　紫苏　柴胡　黄芩　半夏　甘草　陈皮　白茯苓

汗出而热不解，邪未散也，故用此方从轻解之。若困倦无神，胸不宽畅，脉细无力，竟用六君健脾汤。

柴陈化滞汤

柴胡　黄芩　半夏　甘草　陈皮　白茯苓　枳壳　厚朴　山楂　赤芍

二母柴芩汤

知母　贝母　柴胡　黄芩　半夏　甘草　赤茯苓　泽泻　赤芍

柴胡芍药汤

柴胡　黄芩　花粉　甘草　白芍　麦冬　知母

二母补中汤

知母　贝母　人参　白术　黄芪　甘草　当归　陈皮　升麻　柴胡

资生丸　方见痢门。

加味柴物汤

柴胡　黄芩　半夏　甘草　当归　川芎　白芍　熟地　何首乌　知母　麦冬　乌梅

三阴痎疟，用此不截而截。

柴胡姜桂汤

柴胡　黄芩　半夏　甘草　干姜　桂枝　厚朴　山楂　陈皮

柴陈拈痛汤

柴胡　黄芩　半夏　甘草　陈皮　白茯苓　枳壳　厚朴　玄明粉　香附

鳖甲　归尾　赤芍

香砂六君子汤

人参　白术　白茯苓　甘草　半夏　陈皮　藿香　香附　砂仁

寒甚者，宜加姜桂。

竹叶石膏汤

麦冬　知母　石膏　人参　粳米　灯心　生姜　竹叶

合小柴胡汤，用之更妙。按：治瘅疟其效尤捷。

痢疾

《脉诀》云：痢疾脉沉细者生，洪大者死。此言久病也。初起之时，元气未虚，谷气尚强，其脉未有不滑而大者。惟久病之后，元气已虚，谷食又少，故脉宜沉细，不宜洪大也。夫痢疾之起，由于暑食伤脾，不能运化，并于血分，作成痢疾。其色红者，从食中之热化。其色白者，从食中之冷化。不可以赤为热而白为寒也。治之当分表里。丹溪曰：恶寒发热，身首俱痛，是为在表，在表则当散暑。邪入里，必由皮肉而及筋骨，由筋骨而入肠胃。今寒热身痛，表邪未净也。若但清胃化滞，不及其表，则表间之邪，势必尽从里出，何日可解。柴胡化滞汤，诚表里两解之良剂也。治挟表痢大有捷效，屡试屡验。喻氏逆流挽舟法即此方加减。古方用人参败毒散，责之太阳，而不责少阳，未免求之太远矣。至于后重窘迫，腹痛急坠，是为在里。在里则当下，宜用朴黄丸下之。然欲用下药，必在两三日之间，元气未虚，脉犹有力，方可用下。若日久痢多，脉来无力，虽有后重，气虚下陷，与初起者不同，不可妄下。至于外无头疼身痛，内无里急后重者，宜用芩芍调中汤。黄芩能敛大肠之气，白芍能敛大肠之血。痢疾便红，非此不愈。然患痢之人，多由饮食不节，旧积未尽，新谷又多，往往然也。若见胸中不宽，芩芍未可骤用，恐其收敛饮食，愈加其痢。通调之后，合当大补元气。但痢家气虚者固有，而阴亏者亦多。下多亡阴，脏腑虚燥，大渴欲饮，脉来细数，宜用芍药健脾汤。但止其渴，其痢自愈。若是阳虚，脉必洪大无力，宜用芩芍补中汤，或用资生丸。补而不愈，方可再行兜涩，不可骤用粟壳等药。恐积滞不尽，而成胀满，病愈甚也。每成休息痢，皆由兜涩早耳。虽然肾有胃关，未可久痢而胃不损者，凡四君、归脾、十全补中皆补脾虚，未尝不善。若病在火衰，土位无母，设非桂附大补命门，以复肾中之阳，以救脾家之母，饮食何由而进？门户何由而闭？真元何由而复耶？若畏热不前，仅以参术补土，未见痢之能愈也。此皆治热痢之法，而沉寒者亦有，不可泥定是热。平日元气虚弱，口食生冷凉物，以致胃寒下痢，脉来沉细无力，四肢厥冷，可为辨也，宜用理中化滞汤。不但冷痢如此，即热症变冷者，亦往往有之。李东垣云：久痢不止，着眼久痢二字。各症不减，或反加重，竟作虚治，用补中汤，加炮姜，一升一补，虚回而痢自止。如小腹重坠，切痛奔豚，加肉桂、破故纸，诚确论也。痢家虽不禁食，只宜清淡柔烂，少吃为妥，生冷面食，俱不相宜，厚味尤当禁之。至于五色兼下者，如鱼脑髓者，或下烟尘屋漏水者，大孔如竹筒，唇似朱涂者，皆难治之症也。又有热毒痢者，水谷倾囊而出，一昼夜间八九十行。此则肠胃为热毒所挠，宜从里治。里急后重者，宜用大黄黄连甘草大剂下之。若无里急后重，宜用芩芍调中汤，加黄连肉桂。盖暑邪据于肠胃，凉药入口，隔拒而不纳，少加肉桂，引凉药直达热所，有如向导之兵，人所不知者也。若脉来沉细无力，八九十行者，又为气虚下陷，非前法所可治也。下痢噤口者，胃中湿热之毒，熏蒸清道而上，以致胃口闭塞，不欲饮食。古方仓廪汤，散其内中热毒，非散表也。后以仓连人参汤，频频与之。服之不应者，多主于死。初起胸中不宽，不欲饮食者，胃中有痰有食，非噤口也。又有血痢者，纯红散血，不与粪杂，故为血痢。若有血又有粪者，谓之便血，非血痢也。此因饮食伤脾，中州郁结，不能摄血，所以血从大孔而下，亦用芩芍调中汤。若脉来细数，胸中如故者，宜用柴胡四物汤，加地榆、乌梅之类，勿以血痢为拘耳。丹溪云：先水泻而后便脓血者，脾传肾也，为贼邪，治之难愈。先脓血而后水泻者，肾传脾也，为微，治之易瘥。论虽如此，又当看其轻重。先泻后痢，固为难治。若下痢不甚，岂难治乎！先痢后泻，固为易治。若泻多不止，岂易瘥乎！世有痢兼疟者，当以治痢为主，不必治疟。若疟后变痢，发泄已尽，必无暑热之毒，宜以资生丸调理。其有恣意饮食，酿成痢疾者，又不拘于此例也。

柴胡化滞汤

柴胡　黄芩　甘草　丹参　当归　枳壳　厚朴　山楂　木香　槟榔

柴、芩、甘草，用之以治暑也。枳、朴、山楂，用之以消食也。河间曰：行血则便脓自愈，故用丹参、当归。调气则后重自除，故用木香、槟榔。此方不但初病宜用，即久痢身热者，亦宜用之。《金匮》云：下痢脉反弦，身热汗出者自愈。夫久痢之脉，深入阴分，沉细微弱矣，忽然而转弦脉，全是少阳生发之气。用此逆流挽舟，邪从外散，宁不愈乎！若脉沉细滑，表里无热者，脾气郁结，加藿香一钱，更有殊功。

朴黄丸

大黄四两，酒煮　厚朴二两，姜汁炒

芩芍调中汤

枳壳　厚朴　山楂　黄芩　白芍　丹参　桔梗　槟榔　泽泻

热盛加酒炒黄连。

芍药健脾汤

山药　扁豆　石斛　萎蕤　沙参　白芍　陈皮　白茯苓　山楂　神曲　花粉

连芍补中汤

人参　白术　甘草　黄芪　陈皮　升麻　柴胡　白芍　黄连

久痢宜忌当归，以其润下故也。去升、柴，加阿胶、地榆尤妙。

资生丸

人参三两　白术二两　甘草一两　白茯苓两半　山楂二两　神曲二两　麦芽两半　陈皮两半　桔梗五钱　山药两半　扁豆三两　苡仁三两　藿香五钱　芡实两半　泽泻五钱　黄连三钱五分　白蔻三钱五分

蜜丸弹子大。

理中化滞汤

人参　白术　炮姜　甘草　砂仁　厚朴　藿香　陈皮

寒甚加肉桂。

仓廪汤

人参　白茯苓　甘草　羌活　独活　柴胡　前胡　川芎　枳壳　桔梗　陈仓米　石莲肉

本方不用人参，服之无效。脉沉者，宜加藿香。

仓连人参汤

黄连七钱　陈仓米三钱　人参五钱

脉洪实者，去人参，名仓连煎。

外治法

用大田螺一枚，捣烂如泥。入射一厘，纳入脐中。引热下行，胃即开矣。

此法曾经试之，效捷。

香连丸

木香一两　黄连二两

泄泻

泄泻者，胃与大肠之病也。此因饮食不调，脾胃不能运化，小水并于大肠，故令作泻。脉来沉滑，腹中作痛，宜用胃苓汤加减，以其积滞在胃，气不宣通，稀粪旁流故也。若久泻不止，脉沉细缓，按之无力者，是为脾虚，宜用健脾丸、参苓白术散之类，甚则用八味地黄丸，补命门火以生脾土，此不易之法也。但泄泻之病，虚寒者固有，而虚热者亦多。如下多亡阴，津液不足，脉来细数无力，甘温毫不可投，宜用脾肾双补汤。此外又有数症，条分缕析，治之方不误耳。积泻者，腹痛而泻，泻后痛减，泻去稍宽，偶然而起者，谓之食泻，法当消食分利。若不时举发，定因脾土虚弱，不能运化，以致食停作泻，初起必先消食，方可用补用温。世人概言脾泻骤用温补，非也。大约脉实有力，宜用胃苓汤。脉细无力，宜用半消半补。脉之有力为实，无力为虚。痰泻者，或多或少，或泻或不泻，中焦有痰，饮食入胃，裹结不化，所以作泻。脉滑有热者，宜用枳朴柴陈汤。脉来弦细无力，宜用香砂六君子汤。火泻者，腹中痛一阵，泻一阵，后去如汤，后重如滞。此因湿在肠胃之中，火在肠胃之外，宜用清热柴苓汤。甚则完谷不化者，火性急速，不及传化故也。冷泻者，鼻吸风寒之气，口食生冷之物，皆能作泻。此暴病也，宜用香砂理中汤。若久泻之后，脉细皮寒，病涉大虚，宜于前方更加桂、附。若加之以不食，危笃难医，至于完谷不化，初起犹为胃寒，治之可愈，久则胃气已绝，断主于死。湿泻者，腹中不痛，所泻皆水，辨证精详。或遍身发肿，身热脉数者，病属于阳。分别阴阳不紊。初起宜用分消饮，久以柴苓汤主之。若肢冷脉细，元气大虚，宜用消肿健脾汤，即金匮肾气丸亦宜服也。又有肺燥作泻者，人所不知，秋伤于燥，内热咳嗽，肺中之火无处可宣，传于大肠，故令作泻。宜用清金润燥汤，润肺兼润其肠，则泄泻自止。若误认脾虚而用温补，非徒无益，又害其肺也。治者详之。又有脱泻者，水谷皆下，日有百次，不但糟粕泻尽，并肠中所蓄之黄水，俱已竭尽而无余，所以平人时泄黄水，即是脾坏之候，皆主于死，不易治也。

加减胃苓汤

苍术　厚朴　陈皮　甘草　赤茯苓　猪苓　泽泻　山楂　桔梗

平胃而用苍术，取其雄壮上行，发越脾气。脾气一行，则郁结自开。若单用沉降之药，胃反不能开也。但脉来沉缓者可用，滑数者勿与，以其燥能助火故也。至于猪苓虽能渗湿，脾湿不甚者，服之必伤肾水，不可轻用。若两肋作胀，因于气郁者，宜加香附、青皮之类。

健脾丸

人参二两　白术三两　白茯苓二两　甘草一两　山药二两　扁豆三两　芡实三两
莲肉二两　泽泻一两　陈皮一两　山楂三两

参苓白术散

人参　白术　白茯苓　甘草　山药　扁豆　苡仁　桔梗　砂仁　莲肉

脾肾双补汤

人参　山药　扁豆　车前子　白茯苓　白芍　蒌蕤　菟丝子　杜仲　山萸
白蔻　石斛

枳朴柴陈汤

柴胡　黄芩　半夏　甘草　陈皮　白茯苓　枳壳　厚朴　赤芍

香砂六君子汤

人参　白术　白茯苓　甘草　陈皮　半夏　砂仁　藿香　香附

清热柴苓汤

柴胡　黄芩　半夏　甘草　赤茯苓　猪苓　泽泻　山栀　赤芍

香砂理中汤

人参　白术　炮姜　甘草　香附　砂仁　藿香

滞多加厚朴。

分消饮

羌活　白芷　柴胡　川芎　枳壳　山楂　陈皮　猪苓　泽泻

热盛加山栀、黄芩。

消肿健脾汤

人参　白术　白茯苓　甘草　车前子　泽泻　厚朴　苡仁　炮姜　附子
陈皮　山药

凡久泻脾虚以及发肿，俱宜用此。

清金润燥汤

沙参　萎蕤　苡仁　山药　石斛　黄芩　白芍　桔梗　甘草　地骨皮　陈皮　茨实

八仙糕痢后调理脾胃良方

白术四两　白茯苓四两　山药八两　扁豆八两　茨实八两　莲肉八两　苡仁四两　老米粉二斤　白糖二斤

四神丸

肉果二两，煨熟去油　补骨脂四两　五味一两　吴茱萸水浸，炒，一两

姜煮红枣为丸。补命火、益脾肾要剂。

疝气

夫疝者，痛也。重坠如山，故名曰疝。皆厥阴肝经之病，与肾经绝无干涉。自《素问》而下，皆以为寒。东垣、丹溪以为先有湿热，又被风寒外束，所以作痛。然疝有多端，不可以湿热尽也。即以湿热言之，初起睾丸肿大，恶寒发热，脉来弦数，不时举发者，奔走劳碌，饮食郁结，水谷之气，陷于至阴，即为湿热，非水谷之外又有湿热也。诸书泛言湿热，而水谷之气毫未言及，所以治之不应。予从《金匮》论中，见其言疝言脚气，以及腿缝生核，胕肿不消，皆言水谷之气下注，则疝气之由食积明矣。其寒热脉数，全是劳倦伤脾，气道错乱，失其运行常度，郁生寒热诸症，岂尽感于风寒乎。予用柴葛二妙汤，散其劳倦之火，继以柴胡化滞汤，消其食积。不但目前立愈，并疝气之根永除，不复作矣。此古人隐而不发之义，经予一言道破。治疝之法，了无疑义也。又有微寒微热，脉虽洪弦，按之无力者，气虚下陷，与前症迥不相同。宜用橘楝补中汤，其肿自消。以上二症，卵皮虽肿，其色如故。若红肿大痛者，谓之囊痈，热多湿少，血热下注，日久血化为脓，最难调治。初用清肝渗湿汤，七八日后，肿而不溃者，宜用滋阴内托散。已溃之后，全要睾丸悬挂，毒从外散，可保无虞。若囊皮脱落，连及睾丸，法在不治。此皆疝家常见之症。而亦有不恒见者，条分于左，以备采用。

七疝症治

寒疝者，囊冷如冰，坚硬如石，阴茎不举，或控睾丸而痛。此因坐卧石地，

寒月涉水，外感寒湿而然，脉沉细缓者，宜用补中汤加桂枝、细辛之类。若脉来滑大有力，标寒束其本热也，亦用柴葛二妙汤。若原有疝气反缩入内，聚于小腹疼痛异常者，阴寒夹食，积聚不通，宜用蟠葱散。

水疝者，皮色光亮，状如水晶，脉来弦数者，病为阳水，宜用龙胆泻肝汤。恐其肿痛不消，必致作脓，脉沉细缓者，又为阴水，宜用五苓散。

筋疝者，阴茎肿胀，挺纵不收，或有白物如精，随溺而下，得之春方，邪淫所使，龙胆泻肝汤、清肝渗湿汤俱可量用。日久病深，宜用滋阴地黄丸。

血疝者，状如黄瓜，居阴毛之上，俗名便痈者是也。若在腿缝之上，左为鱼口，右为便毒，非血疝也。治之之法，亦照囊痛调理。

气疝者，不痛不痒，但觉肿坠，此因气怒郁于下焦，宜用柴胡平肝汤。日久气虚，亦用橘楝补中汤。其在小儿名为偏坠，得之父精怯弱，强力入房，因而有子，胎中病也，亦用橘楝补中汤。

狐疝者，昼则肿坠，夜则入腹，按之有声，如狐之昼出而夜归也，故名狐疝，治之难愈，橘楝补中汤、八味地黄丸审而用之。

癫疝者，阴囊胀大如升如斗，俗名沙疙是也。每见身死之后，疝气全消。可见阴囊之大，全是气虚下陷。苟于未大之前，常服橘楝补中丸，亦可免其渐长。不可误认水肿，妄用针刺。景岳以疝病属气不疏，治宜舒气为主，是创言也。若遇七疝，皆属气凝，治以舒气，则凝者散，而疝自愈矣。

柴葛二妙汤

柴胡　黄芩　半夏　甘草　干葛　赤芍　苍术　黄柏　枳壳　厚朴　川芎　香附

橘楝补中汤

人参　黄芪　白术　甘草　当归　陈皮　升麻　柴胡　橘核　川楝子　白芍　小茴香

此方虽能升提下陷，气虚甚者，无参则不效。

清肝渗湿汤

当归　川芎　白芍　熟地　柴胡　黄芩　山栀　龙胆草　花粉　甘草　泽泻　木通

热盛加黄连。治疝气偏坠肿不可忍附方：槐子一钱炒黑色为末，入盐三分，空心黄酒调服。

黄酒调服。

滋阴内托散

当归　川芎　白芍　熟地　黄芪　泽泻　皂角刺　穿山甲

又方杏仁去皮尖　茴香各一两　葱白焙干，五钱

共为末。每服五钱。黄酒调服。嚼核桃肉咽下。

蟠葱散散寒利气之主方

苍术　三棱　砂仁　丁香　肉桂　炮姜　玄胡　白茯苓　甘草　葱白

八角茴香丸

山楂　枳实　大茴　吴萸　荔枝核

龙胆泻肝汤

龙胆草　连翘　生地　黄芩　黄连　山栀　归尾　甘草　泽泻　车前子　木通　大黄

柴胡平肝汤

柴胡　黄芩　半夏　甘草　白芍　川芎　香附

脚气

脚气者，腿足肿痛也。腿足之下，乃肝脾肾三阴所主。三阴之脉，起于足之中指。若当风洗足，或汗出风吹，风邪客之，上动于气，故名脚气。初起不觉，因他病乃成，即如腿足红肿，恶寒发热，脉浮弦数者。素有风湿，又遇奔走劳役，饮食郁结，水谷之气，陷于至阴，故成此症。宜用柴葛二妙汤，散去表邪，再用宽中化滞之剂，自无不痊。大便不通者，法当下之。至于白肿不红者，其候有寒湿、风湿、湿痰之分。寒湿脉沉细缓，多因坐卧湿地，寒月涉水，湿邪在表，未郁为热，宜用补中汤加桂枝、独活之类。日久寒郁为热，不可以寒湿论也。风湿脉浮弦细，微微带数，风伤气分，未入于荣，所以白而不红。治以发散为主，不宜大凉，当用疏风胜湿汤。若夫脉来弦数，白肿不红者，此属湿痰，宜用柴陈四妙之类，不可以湿治也。又有干脚气者，不肿不红，但骨内酸痛。其候有轻重之殊，轻者痛而不甚，脉浮弦细，微微带数，亦用疏风胜湿汤。重者恶寒发热，脉浮弦急，痛而难忍，亦因水谷之气下陷，宜用柴葛二妙汤。余邪不解，可用除湿养荣之剂。外有脚丫出水，虽由湿热所使，亦必有风，当以养血除湿为主，少佐以防风、独活，方为尽致。至若足跟作痛，多属

阴虚，用六味丸加苡仁、木瓜、杜仲、五加皮之类，斯得之矣。

柴葛二妙汤

柴胡　黄芩　半夏　甘草　赤芍　干葛　苍术　黄柏　厚朴　山楂　木瓜
槟榔

此即疝气门去川芎、香附，加木瓜、槟榔是也。

疏风胜湿汤

紫苏　干葛　柴胡　川芎　陈皮　半夏　前胡　苡仁　木瓜　续断　枳壳
香附　黄芩

柴陈四妙汤

柴胡　黄芩　半夏　甘草　陈皮　白茯苓　苍术　黄柏　防风　金银花
贝母　花粉　山栀

除湿养荣汤

当归　川芎　白芍　熟地　黄芩　知母　木瓜　苡仁　续断　五加皮　牛
膝　杜仲　车前子　独活　防风　秦艽

痿症

痿者，足痛不能行也。凡人壮岁之时，气血未衰，或年及五旬，形体不甚
瘦弱者。多因湿热伤脾，不能束骨，未可即以痿论也。盖热伤其血，则大筋为
之软短。热伤其筋，则小筋为之弛长，所以机关不利，宜用滋筋养荣汤；脉沉
细缓者，宜用独活寄生汤。至于年过五十，形体怯弱者，此属痿症无疑。《内
经》曰：肺热叶焦，五脏因而受之，发为痿躄。又谓治痿必主阳明。盖言阳明
胃土，为诸筋之宗。肾水不足，不能上制心火，火来刑金，无以平木，肝邪得
以克贼脾土，而痿症作矣。治当补肾水之虚，泻心火之亢，使肺金清而肝木
制，脾自不伤也。大凡初起身热，脉来洪数，腿痛甚而难忍者，心火流于下焦。
《内经》所谓阳精所降，其人夭者是也，宜用六味地黄汤，加犀角、牛膝、木
瓜、麦冬之类。若脉来细数，痛而不甚者，宜用加味地黄汤。肥甘厚味，辛辣
烟酒，概不可尝，恐助肺家之火，痛愈甚也。然痿症固属肺热，若阳明气虚，
宗筋失养，亦令足痿，宜用加味八物汤。至于先天命门火衰，又宜大造、地黄
丸之类，不可拘于一法也。

滋筋养荣汤

当归　川芎　白芍　熟地　续断　杜仲　牛膝　木瓜　苡仁　车前　五加皮　麦冬　石斛　独活　秦皮

独活寄生汤

独活　细辛　当归　防风　杜仲　桑寄生　川芎　熟地　桂枝　甘草　秦芃　牛膝　白茯苓　人参

加味八物汤

人参　白术　白茯苓　甘草　当归　川芎　白芍　熟地　阿胶　续断　天冬　杜仲　山萸　枸杞　五味　黄芪

冷庐医话（节选）

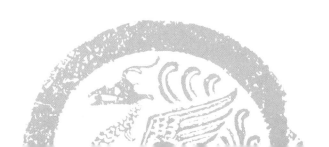

导　读

成书背景

《冷庐医话》撰于清朝后期，1897 年正式刊印出版。当时清政府在加强中央集权的同时，也强化了医疗制度法规。同时，江南地区经济繁荣，兴盛的医疗市场吸引了大量科举失利的儒生，在提高医界整体文化水平的同时，也引起了不正当竞争和争名逐利的乱象。同时，伴随着传教士而来的西方医学逐渐在中国社会形成了一定的影响力，中西医相互交杂，对陆以湉的学术思想产生了一定影响。《冷庐医话》载医范、医鉴、慎疾、保生等内容。全书多以病名为纲，叙述杂症之治疗及亲身所见所闻，且多有医史文献资料，颇有历史价值。另又有丰富个人经验，叙述其切身体验，诊断强调望、闻、切、问，并要求四诊互参，治病主张全面分析病症，机变活用，反对一己之偏，滥用或喜用某种药物，其议论亦多中肯，切中时弊。

作者生平

陆以湉（1802—1865），字敬安，号定圃，浙江桐乡县人，清代学者、医家。幼年攻读四书五经，多闻博识，青年即教授生徒。于道光年间中举人，1836 年（道光十六年丙申）进士，并以知县分发湖北，后以父命改从教职，并选授浙江台州教授、杭州府教授。后以母老请辞回乡，家境不佳。后又赴上海、杭州执教讲学，不久即辞世。曾主持分水（今桐庐）近圣书院以及杭州紫阳书院讲席。其弟及子因病误治亡后，专心钻研医道，医术精湛。著有《冷庐杂识》《冷庐医话》《再续名医类案》《冷庐诗话》《苏庐偶笔》《吴下汇谈》等。

学术思想

《冷庐医话》共五卷，卷一论述医范、医鉴、慎疾、保生、慎药和诊法、用药；卷二评述古今医学家及医书；卷三至卷五搜集历代名医治案，分门别类，论列是非得失。文笔生动，流畅，多有见地。

1. 注重医德，提高修养

陆氏重视医德修养，在《冷庐医话》卷一中首列"医范""医鉴"两篇，以上古名医的医案、医事为例，探讨行医规范。后文中再三强调医德修养的重要性，为业医者示以准绳，树立典范。在面对患者时，陆氏认为医者"宜从容详慎""不特审病当然即立方，亦不可欲速贻误"，以免疏忽致误，提出了"说症必详""察药必慎"和"录方必勤"等具体实施要则。他对严肃认真的医者赞赏有加，如"今书"记载如皋顾晓澜，博学有才，医理精专，"治一证必刻意精思，寝食俱废，方定，卒起沉疴……求治病者踵相接"；山阴孙燮和，志切救世，详审精密，"可以为医者法也"。对疏忽从事者，陆氏毫不客气地大加批驳，"医鉴"记载杭州某医治热病，用犀角七分而误书七钱，病者服药后胸痛气促而殒，陆氏疾呼"此皆由疏忽致咎也"。对"近时所称名医，恒喜用新奇之药，以炫其博，价值之昂不计也，甚至为药肆所饵"的卑劣行径同样加以斥责既切中时弊，具有现实意义。

2. 针砭流弊，反对迷信

陆氏针对当时出现的医学时弊给予批评，从医者的立场提出诸多需要改进和完善之处。陆氏主张学医者应当多读书，博采众家之长，学古而不拘泥于古。他认为过分强调师承不利于学术发展。陆氏认为中医治病需要在常年临床实践中体会中医诊疗的灵活变通。陆氏还强调"欲求心得，正非多读古书不可，盖不博亦断不能约也。此皆可为医学津梁"。例如"医鉴"中记载某医治不得瞑，引半夏秫米汤"覆杯则卧"，解为令病人服药后，扣杯于桌上，如是可安卧。对此恣意曲解，陆氏感慨"近世医者，能读《内经》鲜矣"，斥责其"妄引经语致成笑端"。陆氏不仅对"不谙方书"的庸医和拘泥定法、不知变通者予以抨击，还对当时医界盛行的"乱方之风"和江湖"捉牙虫"的迷信行为加以斥责。他以亲眼所见为例，记录了"都门章子雅患寒热，乱方用人参、黄芪，痰塞而殒；萧山李仪轩老年足痿，乱方用附子、熟地、羌活、细辛等味，失血而亡。"他认为这些乩方术士依托于神仙显灵，实乃不可取的迷信行为。此外，陆氏对古书中一些不符合医学常识的论述也加以批评，如"本草"中有"水银久服，神仙不死"，如对《备急千金要方·房中补益》篇倡导的"行房忍精不泄"可延年益寿等观点均持否定态度。

3. 强调诊疗规范，客观实际

《冷庐医话》中引述医著近百种，其中医案记录详细，多有四诊内容。陆氏强调诊疗中应流程规范，医者须熟悉运用各种诊法并加以综合分析，强调四诊合参。陆氏重视问诊，谓"非详问得之，奚由奏效"。以《伤寒论》为例，指出"《伤寒论》六经提纲，大半是凭乎问者……此孙真人所以未诊先问也"。他批评那些故弄玄虚、自视甚高，对病家叙述不以为然的医家，指出"脉理渊微，知之者鲜，惟问可究病情。乃医之自以为是者往往厌人琐语，而病家亦不能详述，此大误也"。陆氏又以实例详述问诊的必要性。书中卷一"诊法"专论问诊，可见陆氏对问诊之重视。篇中指出，凡看妇人病，"先问经期""当先问娠"，产后病"须问恶露多少有无"并称"此妇科要诀也"。在当时的医学发展阶段，陆氏的诸多诊疗理念规范且超前。

陆氏脉诊案例众多，他认为"医之切脉，以审慎为工，捷于按脉乃市医苟且之为"。当脉症不相合时，必有一真一假，须慎辨之。此时从脉从症，全凭临床经验与学识。有脉症相符者，如卷四"吐血"中，徐氏妇吐血倾盆，脉左沉右洪，重按有根，血止以后，右脉浮大无力，是将有虚脱之患，益气养阴而愈。有舍症从脉者，如陈某咳吐痰有血，夜热头眩，胸膈不舒，脚膝无力。医生用滋阴降火药已半年，饮食渐少，精神渐羸。陆氏诊其脉，见两寸关沉数有力，两尺涩弱而反微浮，曰"此上盛下虚之症"。后病人以清气养营汤与固本丸间服，三月后病瘥而受孕。陆氏指出脉象有常有变，不可不知，如"脉数时一止为促，促主热，然亦有因于寒者，如伤寒脉促，手足厥逆，可灸之……观此益知临症者不可专凭脉矣"，惟有四诊合参，方为辨识复杂证候的要津。

4. 重视民间单方验方

此外，陆氏重视民间流传的灵验单方，认为"吾人不能遍拯斯民疾苦宜广传良方，庶几稍尽利济之心"。他广泛求教于佣工、匠人，收集民间验方并亲身实践，去粗存精，辑录成册，济世救人。如他记录的以土牛膝熏洗疗痔疮，白槿花内服治赤痢，均为亲试之民间验方。亦例举单方验案，加以佐证。如以活鲫鱼尾贴脐四周治黄疸，黄芪糯米粥治肿胀等。这些方子药极简便而功效颇著，具有深入研究推广的价值。同时，他对民间疗法及单方、验方持谨慎的态度，认为应明辨优劣，"必详察其失，而节取其长"，不宜大范围推广。

综上，陆氏是一位有具有批判精神的医家，针砭时弊，去粗取精，一切以医德和医疗技术为首要，对在当时形成行医的规范、准则具有很大的促进作用。《冷庐医话》一书具有鲜明的作者特点，读来仿佛置身于当时作者的医疗环境中，引人深入。书中的某些观点仍然受当时社会及科技水平的局限，或有不完善之处。在研读时取其精华，重点领悟作者在临床实际过程中遇到问题、发现问题、解决问题的思路和方法，对提高临床应变能力颇有助益。

冷庐医话（节选）　导读

卷一

医 范

徐氏《医统》云：古医十四科，中有脾胃科，而今亡之矣。《道藏经》中颇有是说。宋元以来，止用十三科。考医政其一为风科，次伤寒科，次大方脉科，次妇人胎产科，次针灸科，次咽喉口齿科，次疮疡科即今外科，次正骨科，次金镞科，次养生科即今修养家导引按摩咽纳是也，次祝由科经曰：移精变气者，可祝由而已，即今符咒禳祷道教是也。国朝亦惟取十三科而已，其脾胃一科，终莫之续。《类经》云：医术十三科，曰大方脉，曰妇人，曰伤寒，曰疮疡，曰针灸，曰眼，曰口齿，曰咽喉，曰接骨，曰金镞，曰按摩，曰祝由。今按摩、祝由失其传。二说微不同。而太医院所设十三科，则与《类经》之说同，详见《明史》。余按近有专业耳科者，是又在诸科之外矣。

钱塘名医金润寰鎏珂，治极难险症，从容处之。常云：古之名医者，曰和，曰缓，仓遽奚为耶？此语可为俗医针砭。

五世之医，北齐有徐之才，元有危亦林，国朝有陈治华亭人。三世之医，宋张杲、陈自明、倪维德、陆士龙为最著。近代亦多世其业者。青浦北竿山何自元，至今已二十四世矣。

张子和云：古人以医为师，故医之道行。今以医譬奴，故医之道废。有志之士，耻而不学。病者亦不择精粗，一概待之。常见官医迎送长吏，马前唱喏，真可羞也。由是博古通今者少，而师传遂绝。吁！医官马前唱喏，乃以为可羞乎！今之官趋承上司，可羞之端，更有甚于此者，而况于医乎？山阴陈载庵为其邑令，治病获瘳，将荐之上司，使为医官于郡中，力辞；将著之勋籍，使弃医而为官，又力辞。此真过人远矣！

医人每享高龄，约略数之，如魏华佗年百余，吴普九十余；晋葛洪八十一；北齐徐之才八十；北周姚僧垣八十五，许智庄八十；唐孙思邈百余，甄权百三，孟诜九十三；宋钱乙八十二；金李庆嗣八十余，成无己九十余；元朱震亨七十八；明戴元礼八十二，汪机七十七，张介宾七十八；近代徐灵胎大椿七十九，叶天士桂八十。盖既精医学，必能探性命之旨，审颐养之宜，而克葆天年也。

叶天士治金某，患呕吐者数年，用泄肝安胃药年余，几殆。徐灵胎诊之，谓是蓄饮，为制一方，病立已见徐批《临证指南》。薛生白治蔡辅宜，夏日自外归，一蹶不起，气息奄然，口目皆闭，六脉俱沉。少妾泣于傍，亲朋议后事，谓是痰厥，不必书方，且以独参汤灌。众相顾莫敢决。有符姓者，常熟人，设医肆于枫桥，因邀之入视。符曰：中暑也，参不可用，当服清散之剂。众以二论相反，又相顾莫敢决，其塾师冯在田曰：吾闻六一散能祛暑邪，盍先试之？皆以为然，即以苇管灌之，果渐苏。符又投以解暑之剂，病即霍然见徐晦堂《听雨轩杂记》。夫叶、薛为一代良医，犹不免有失，况其他乎？知医之不可为矣。然如符姓，素无名望，而能治良医误治之疾，则医固不可为而可为也。

震泽吴晓钲茂才剑森，言乾隆间吴门大疫，郡设医局以济贫者，诸名医日一造也。有更夫某者，身面浮肿，遍体作黄白色，诣局求治。薛生白先至，诊其脉，挥之去，曰：水肿已剧，不治。病者出，而叶天士至，从肩舆中遥视之，曰：尔非更夫耶？此爇驱蚊带受毒所致，二剂可已。遂处方与之。薛为之失色，因有扫叶庄、踏雪斋之举。二人以盛名相轧，盖由于此。其说得之吴中医者顾某，顾得之其师，其师盖目击云。

徐灵胎《名医不可为论》，谓名医声价甚高，轻证不即延治，必病势危笃，医皆束手，然后求之。于是望之甚切，责之甚重，若真能操人生死之权者。如知病之必死，示以死期而辞去，犹可免责。若犹有一线生机，用轻剂以塞责，致病患万无生理，则于心不安。用重剂以背城一战，万一有变，则谤议蜂起，前人误治之责尽归一人，故名医之治病，较之常医倍难。此盖现身说法，犹为真名医言也。若获虚名之时医，既无实学，又切贪心，凡来求诊，无不诊视。其以重币招致者，临症犹或详慎。邻近里闾之间，寻常酬应，惟求迅速了事，漫不经心，余昔一弟一子，皆为名医误药而卒。弟以灏，中秋节玩月眠迟，次日恶寒发热。误谓冒寒，用桂枝、葛根、防风等味，致内陷神昏，不知实伏暑证也。子宝章，内风证误谓外风，而用全蝎、牛黄等味致变。由于匆匆诊视，不暇细审病情也。是以为名医者，当自揣每日可诊几人，限以定数。苟逾此数，令就他医，庶几可从容诊疾，尽心用药，不至误人性命。

《扬州府志》谓郑重光之医，克绍吴普；许叔微之脉，其不在滑寿下。《江都县志》以入《笃行传》，《仪征续志》虽入《方技》，而但以泛辞誉之。太史公为扁鹊、司马季主作传，必详述其技，盖人以技传，不详其技，不如录其人也，此论最合著述之要。近代文人为医家作传，往往以虚辞称扬，不能历叙其治验，即叙治验而不详方案，皆未知纪述之体裁也。

王莳亭先生友亮，作《叶天士小传》，谓年十二至十八，凡更十七师，闻某人善治某证，即往执弟子礼甚恭，既得其术，辄弃去，故能集众美以成名。善哉！转益多师是我师，艺之精不亦宜乎？

《绍兴府志》载山阴金太常兰之祖辂，精保婴术，终身不计财利，不避寒暑，不先富后贫。越俗医家多出入肩舆，辂年八十余，犹步行，曰：吾欲使贫家子稍受半锱惠耳。又山阴孙燮和，志切救世，专精岐黄，就医者不论贫富，详审精密，检阅方书，几废食寝。此皆可以为医者法也。

医非博物不能治疑难之症，略举二事以证之。粤东吕某女，为后母尹氏所忌，佯爱之，亲为濯衣，潜以樟木磨如粉，入米浆糊女衣裤，女服之瘙痒不止，全身浮突，酷类麻风。延医疗治，经年不瘳，问名者绝踵不至，将送入疯林。吕不忍，复请名医程某治之。程察脉辨色，见其面无浊痕，手搔肌肤不辍，曰：此必衣服有毒所致。令取其衣涤之，浆澄水底，色黄黑而味烈。程曰：樟屑舂粉，坏人肌肉所致，此必为浣衣者所药，非疯也。弃其衣勿服，病自可已。如其言果然。吕询得其情，遂出尹氏事见东莞欧苏《霭楼剩览》。余戚王氏女，遍体红瘰，痛痒不已，饮食为减。延医视之，以为疮也，治数旬不愈，后延名医张梦庐治之，审视再四，曰：此必为壁虱所咬，毋庸医也。归阅帐枕等，检弃壁虱无数，果得瘳。

医鉴

临海洪虞邻《南沙文集》曰：余家有经纪人，劳苦呕血数升，延医视之，用川连、人参、大黄。余诘之曰：既补矣，又泻之，何也？答曰：古方所制者，因秽血未净，故泻之。余曰：是速之死也。亟命勿药。老米粥，厚滋味，令寝食数日，不一旬而强健如故。盖劳苦之人未尝享有饮食之美，数晨夕之安，得此胜于良药多矣，其愈也固宜。又有舆夫素无疾，忽腰痛肚饱不食，医进以大补药，其夜腰痛益甚，腹大气喘且死。翌日，医复视之，曰：此中鬼箭也，药物无所施，亟宜禳遣。余叹曰：奈何嫁罪于鬼哉！是中寒伤食者，饮以祛寒化食两大剂，第三日，其人抬轿如故。书之以告世之误信庸医者。余谓误信庸医，由于不谙方书，不能不求援于医耳。所可恨者，为医而不深究医理，强作解人，以致误事而不自知也。

吴郡某医，得许叔微《伤寒九十论》，奉为秘本。见其屡用麻黄汤，适治一女子热病无汗，谓是足太阳表证，投以麻黄服之，汗出不止而殒。盖南人少真伤寒，凡热病无汗，以紫苏、葱白、豆豉、薄荷等治之足矣，岂可泥古法乎？

朱子暮年脚气发作，俞梦达荐医士张修之诊视云：须略攻治，去其壅滞，方得气脉流通。先生初难之，张执甚力，遂用其药。初制黄芪、粟壳等，服之小效，遂用巴豆、三棱、莪术等药，觉气快足轻，向时遇食多不下膈之病皆去。继而大腑又秘结，再服温白丸数粒，脏腑通而泄泻不止矣。黄芽、岁丹作大剂投之，皆不效，遂至大故。蔡九峰《梦葬记》详载之。观此知高年人治病，慎不可用攻药也。

祥符县医生胡某，操技精良，当道皆慕名延致。都督某之女，与人私，偶感寒疾，招胡诊之。故谓此孕脉也。某曰：先生之言信乎？胡曰：非识之真，不敢妄言也。某乃呼女出，以刀剖其腹，视之信然。胡大骇晕仆，良久始苏，归病数月即卒。胡之艺工矣，惜乎其不知顾忌也。先祖秋畦公宰密县时谂知此事，先生祖母顾太孺人恒为以涕言之。

近世医者，能读《内经》鲜矣，更有妄引经语致成笑端者，如治不得寐，引半夏秫米汤覆杯则卧，云是厌胜之法，令病者服药后覆盏几上，谓可安卧。治脚疔，引膏粱之变，足生大疔，以为确征。不知足者，能也，非专指足而言。又有治瘅疟症，以阴气先伤，阳气独发为《己任编》之言，盖未读《内经》《金匮》，第见《已任编》有是语耳。疏陋若此，乃皆出于悬壶而知名者也。

医贵专门，歙吴章侯太守端甫《攒花易简良方》中劝行医说，言之甚为切至，特录之。古法行医，各有专科。近见悬壶之辈，往往明日出道，今日从师，牌书内、外两师传授，甚至兼治痧痘、咽喉。探其根底，一无擅长，不过取门数之多，以博钱财。抑知赋质有限，何能兼善？病者不知，恒被贻误。曾见有人患风痧，医视为漆咬而误用清药；又有患火焰疔者，医视为热疮而误用发散诸品，几致不治。此皆不专门故也，可不慎哉？

苏州曹某，状修伟多髯，医名著一时，而声价自高，贫家延请每不至。巨室某翁有女，待字闺中，因病遣仆延曹，仆素憎曹，绐以女已出嫁，今孕数月矣。吴俗大家妇女避客，医至则于床帏中出手使诊。曹按女脉，漫云是孕，翁大骇异。次日，延医至，使其子伪为女，诊之，复云是孕。其子褰帏启裤视之曰：我男也，而有孕乎？诬我犹可，诬我妹不可恕也。叱仆殴之，并饮之以粪，跪泣求免，乃剃其髯，以粉笔涂其面，纵之去。归家谢客，半载不出，声望顿衰。太湖滨疡医谢某，技精药良，而居心贪谲，往往乘人之急以为利。邻村某农母患疽求治，以其贫拒之，疽溃遂死。某愤甚。谢有拳勇，数十人不能近。某持刀伏稻间，伺其出，突起刺其腰，谢以所制药敷治将痊，怒某之刺已也，吁诉之县，循例抬验，县官揭其衣，用力重，衣开皮裂，冒风复溃而卒。某按律抵罪，后遇赦得生。此二人医术皆良，乃一则以傲败名，一则以贪伤身，皆可为戒，故并志之。

徐灵胎《慎疾刍言》曰：少时见前辈老医，必审贫富而后用药。尤见居心长厚，况是时参价犹贱于今日二十倍，尚如此谨慎，即此等存心，今日已不逮昔人矣。此言真可砭俗。近时所称名医，恒喜用新奇之药，以炫其博，价值之昂不计也，甚至为药肆所饵，凡诊富人疾，必入贵重之品，俾药肆获利，此尤可鄙。

《扬州府志》辨《高邮州志》称袁体庵班按脉极捷，以为医之切脉，以审慎为工，捷于按脉，乃市医苟且为之，班断不如是云云。吁！今之医者鲜不以捷为工，即延医者亦皆以捷为能，盍深味此言？

南方有割螳螂子之术，小儿蒙其害徐灵胎《兰台轨范》详辨之，谓即妒乳法，用青黛一钱、元明粉三钱、硼砂一钱、薄荷五分、冰片一分，同研细，擦口内两颊，一日四五次。北方有割瘑之术，妇人蒙其害，兼及小儿吴鞠通《温病条辨·杂说》辨之，谓"瘑"字考之字书并无是字，焉有是病。此皆庸俗伪造其名，而劣妇秘传其技，借以欺世图利者，明识之人，慎勿为其所惑！

吾人不能遍拯斯民疾苦，宜广传良方，庶几稍尽利剂之心。每见得一秘方，深自隐匿，甚至借以图利，挟索重资，殊甚鄙恶。唐白华秘发背方，遂遭虎厄；歙蒋紫垣秘解砒毒方，竟获冥谴，可以为鉴。

乌程钮羹梅福厚，由中书历官郎中，在都门十余年，声望翕然。咸丰八年三月，偶患风温，恶寒自足而起，渐及四肢，身热脉浮，舌胎白。医谓是风寒，用柴胡、葛根、防风、苍耳子等药，遂至神昏躁厥，胎黄便结，更医用石膏、大黄等药，病益危笃医皆都门有名者，而悖谬乃若此。更医又用理阴煎、复脉汤等，卒不能救而殁，年仅五十有六。羹梅为余舅氏周愚堂先生之婿，好学敦品，气度雍容，咸谓可享上寿而跻显秩，乃为庸医所戕，亦可惜矣。余见风温、湿温等证，凡用风药升提，伏热陷入心胞，无不神昏厥逆而毙。当此即用清营汤、至宝丹、紫雪丹等涤荡中宫，犹可挽回于万一，使认为阳明经腑症，一误再误，则生路绝矣。

作事宜从容详慎，为医尤慎。不特审病当然即立方，亦不可欲速贻误。杭州某医治热病，用犀角七分，误书七钱，服药后胸痛气促而殒。病家将控之官，重贿乃已。某医治暑症，用六一散又用滑石，服之不效，大为病家所诟。此皆由疏忽致咎也。

治痈疽之法，不可轻用刀；破脓针疾之法，必先精究穴道。一或不慎，适以伤人。过事有可以为鉴者。杭城有善者，设局延医，以拯贫人，外科李某与焉。农夫某脚生痈，李开刀伤其大筋，遂成废人，农夫家众殴李几毙。吾里有走方医人治某哮病，以针贯胸，伤其心，立时殒命，医即日遁去。

乌程周岷帆学士_{学源}，才藻华美。咸丰九年，大考一等第二。由编修擢侍讲学士，旋丁外艰回籍，十一年避乱苕南。臀生瘤有年矣，因坐卧不便，就菱湖疡医费某治之，费谓可用药攻去，予以三品一条枪，大痛数日，患处溃烂翻花。复投以五虎散，药用蜈蚣、蚝螂、全蝎等味，服后体疲神愦，遽卒，年仅四旬。往岁余馆湖城，及寓京邸，恒与岷帆谈艺论诗，昕夕忘倦。今闻其逝也，深恨庸医之毒烈，无异寇盗。特书于此，以志恫焉_{是年余避难柳丝，有邻女陈桂姐手生痈毒，亦为费某开刀伤筋，痛甚不能收口，就余医治得痊。大抵近世疡医，皆从《外科正宗》治法，专用霸功，误人甚多，学人当以为戒。}

慎疾

王叔和《伤寒论·序例》云：凡人有疾，不时即治，隐忍冀瘥，以成痼疾。小儿女子，益以滋甚。时气不和，便当早言，寻其邪由，及在腠理，以时治之，罕有不愈者。患人忍之，数日乃说，邪气入脏，则难可制。徐灵胎《医学源流论》云："凡人少有不适，必当即时调治，断不可忽为小病，以致渐深，更不可勉强支持，使病更增，以贻无穷之害。"

余在台州时，同官王愚庵先生年五旬余，患时感症，坚守不服药为中医之戒，迁延数日，邪热内闭神昏，家人延医诊治，无及而卒。又余戚秀水王氏子，年方幼稚，偶患身热咳嗽，父母不以为意，任其冒风嬉戏，饮食无忌，越日发疹不透，胸闷气喘，变症毕现，医言热邪为风寒所遏，服药不效而卒。此皆不即调治所致也。

真空寺僧能治邝子元心疾，令独处一室，扫空万缘，静坐月余，诸病如失。海盐寺僧能疗一切劳伤、虚损、吐血、干劳之症。此僧不知《神农本草》《黄帝内经》，惟善于起居得宜，饮食消息。患者住彼寺中，三月半年，十愈八九。观此，知保身却病之方莫要于怡养性真，慎调饮食，不得仅乞灵于药饵也。

北方人所眠火坑，南方人用之，体质阴虚者多深入火气，每致生疾。吾邑张侯舫孝廉_维，留寓京师，久卧火炕，遂患咳嗽。医者误谓肺虚，投以五味子、五倍子等药，竟至殒命。张贫而好学，品复端谨，中年不禄，士林惜之。

凡从高坠下而晕绝者，慎勿移动，俟其血气复定而救之，有得生者。若张惶扶掖以扰乱之，百无一生。余戚沈氏之女，年甫十岁，从楼堕地晕死，急延医视之，曰：幸未移动，尚可望生，否则殆矣。乃以药灌之，移时渐苏而安。治跌损者，人尿煮热，洗之灌之良。

读《续名医类案》，而知移动之禁非独坠跌者宜然也，备录之。张子和治叟年六十余，病热厥头痛，以其用涌药时已一月间矣，加之以火，其人先利。年高身困，出门见日而仆，不知人，家人惊惶欲揉扑之，张曰：火不可扰。与西瓜凉水蜜雪，少顷而苏。盖病人年高涌泄，则脉易乱，身体内有炎火，外有太阳，是以跌仆。若更扰之，便不救矣。汪石山治人卒厥暴死不知人，先因微寒发热，面色姜黄，六脉沉弦而细，知为中风久郁所致。令一人紧抱，以口接其气，徐以热姜汤灌之，禁止喧闹，移动则气不返矣。有顷果苏，温养半月而安。不特此症为然，凡中风、中气、中寒、暴厥，俱不得妄动以断其气。《内经》明言气复返则生。若不谙而扰乱，其气不得复，以致夭枉者多矣。魏玉璜曰：遇卒暴病，病家、医士皆宜知此。盖暴病多火，扰之则正气散而死也。余女年十八，忽暴厥，家人不知此，群集喧哄，又扶挟而徙之他所，致苏复绝，救无及矣。今录张、汪二案，五内犹摧伤也。

保生

苏子瞻曰：伤生之事非一，而好色者必死。旨哉斯言！士大夫禄位既隆，更思快心悦志，往往昵近房帷，讲求方术，不知适以自促其生。偶见《夜获编》所纪云：大司马谭二华纶，受房术于陶仲文，时尚为庶僚，行之而验，又以授张江陵，寻致通显。谭行之二十年，一夕御妓女而败，时年甫逾六十，自揣不起。嘱江陵慎之，张用谭术不已，日以枯瘠，亦不及下寿而终。夫谭、张皆一代伟人，而犹纵欲殒身，可见色之易溺人也。自非脱然于情欲之私，而兼之卓守之坚，乌能不为所害哉？

凡人于情欲最难割断，观宋《李庄简集》中，客有见馈温剂，云可壮元阳，因感而作诗。窃叹其淡泊之怀、坚定之守，为不可及也。诗云：世人服暖药，皆云壮元阳。元阳本无亏，药石徒损伤。人生百岁期，南北随炎凉。君看田野间，父老多康强。茅檐弄儿孙，春陇驱牛羊。何曾识丹剂，但喜秋黍香。伊余十年谪，日闻贵人亡。金丹不离口，卪妙常在傍。真元日渗漏，滓秽留空肠。四大忽分离，一物不得将。歌喉变哀音，舞衣换缞裳。炉残箭镞砂，箧余鹿角霜。拙哉此愚夫，取药殊未央。我有出世法，亦如不死方。御寒须布帛，欲饱资稻粱。床头酒一壶，膝上琴一张。兴来或挥手，客至亦举觞。涤砚临清池，抄书傍明窗。日用但如斯，便觉日月长。参苓性和平，扶衰固难忘。恃药恣声色，如人蓄豺狼。此理甚明白，吾言岂荒唐。书为座右铭，聊以砭世盲。读此可以见所养之纯。宜其久居瘴乡而神明不衰，克跻上寿也。士大夫能如公之守身，有不康强逢吉者乎？公又与萧德超书云：张全真在会稽搜求妙丽，丹砂茸附，如啖鱼肉，徒恣嗜欲耳。自谓享荣贵，得便宜，今为一丛枯骨，有甚便宜？到这里，便世尊诸大菩萨出来，也救不得，岂不哀哉！此可为溺情燕私者当头棒喝。养生家有行房禁忌日期，人每以为迂而忽之，不知世间常有壮年得病暴亡，未始不由于此。至于合婚吉期，往往不避分至节气。少年恣欲，隐乖阴阳之和，病根或因之而伏，不可不留意也。

采战之术，乃邪说也。孙真人《千金方·房中补益篇》详房中之术，且谓能御十二女而不施泻者，令人不老，有美色，若御九十三女而自固者，年万岁。此等论说，疑是后人伪托。夫见色必动心，况交合之际，火随欲煽，虽不施泻，真精必因之而耗，安能延年？又治阳不起壮阳道方，用原蚕蛾、蛇床子、附子等味，以此示人，必将假热药以纵欲，而贻害无穷。曾谓济物摄生如真人，而忍出此乎？男子破身迟，则精力强固。凡育子者，最防其知识早开，天真损耗，每至损身。当童蒙就傅之时，尤宜审择侪侣，勿令比匪致伤。余族侄某，成童时至亲戚读书，同塾六人，有沈氏子年最长，导诸童以淫亵事。数年后，诸童病瘵死者三人，侄亦一病几殆。又如俊仆韶婢，皆不宜使之相亲。长洲陈公子，甫婚而咯血，其母虑溺于燕婉，命居书室，一老奴、一稚僮侍寝，老奴嗜酒，夜即酣睡，公子遂与僮私，病转增剧，比其母知之，则已沉痼，竟致不起。此所谓但知其一，不知其二，可不鉴诸？沈氏子余曾见之，屡应童子试不售，四十余岁潦倒以卒，殆薄行之报？

人至中年，每求延寿之术，有谓当绝欲者，有谓当服食补剂者。余谓修短有命，原不可以强求，如必欲尽人事，则绝欲、戒思虑，二者并重，而绝欲尤为切要。至于服食补剂，当审气体之宜，慎辨药物，不可信成方而或失之偏，转受其害也。

卢子繇《伤寒论疏钞金錍》云：人不见风，龙不见石，鱼不见水，鬼不见地，犹干禄者之不见害也。余为续之曰：人不见风，龙不见石，鱼不见水，鬼不见地，犹好色者之不见病也。盖人能不为财色所溺，则于保生之道，思过半矣。

行房忍精不泄，阻于中途，每致成疾。如内而淋浊，外而便毒等症，病者不自知其由，医者鲜能察其故，用药失宜，因而殒命者多矣，可不慎欤？

《史记·太仓公传》载其诊疾二十有四，得之内者有七，而死不治者有四，其一因于饮酒且内，其一因于盛怒接内，其一因于得之内而复为劳力事。养生者识此，当知所戒矣。

咽气不得法，反足为害。惟咽津较易，亦甚有益。每日于闲暇时正坐闭目，以舌遍抚口中三十六次，津既盈满，分作三次咽下咽时喉中须咽咽作声，以意送至丹田。此法行之久久，大可却病延年。余表兄周荔园士煜，中年便血，误服热药，遂成痼疾，身羸足痿，十载不痊，后乃屏弃方药，专行此法，一年之后，诸恙悉愈，身体亦强健如初。

杭州郎二松，十三岁患瘵垂危，闻某庵有道士功行甚高，往求治之。道士教以行八段锦法，谓能疗疾，并可延年。遵而行之，三月后，病去若失。

张景岳称，其父寿峰公每于五更咽气，因作嗳以提之使吐，每月行吐法一二次，阅四十余年，愈老愈健，寿至八旬以外。俞惺斋非之，以为阳明脉下行为顺，若吐则上逆，频吐理当损寿，何反益寿，殊未敢信。此说良是。夫古人汗、吐、下三法，皆治实证，若属虚证，均非所宜。张寿峰以吐而得寿，必体质强健，或素有痰饮，乃借吐以推荡积垢，他人不得轻易效之。

慎药

乩方之风，于今尤甚。神仙岂为人治病，大率皆灵鬼耳，故有验有不验。余所目击者，都门章子雅患寒热，乩方用人参、黄芪，痰塞而殒；萧山李仪轩老年足痿，乩方用附子、熟地、羌活、细辛等味，失血而亡。彼惑于是者，效则谓仙之灵，不效则谓其人当死，乃假手于仙以毙之也。噫！是尚可与言乎？

药以养生，亦以伤生，服食者最宜慎之。秀水汪子黄孝廉同年煮，工诗善书，兼谙医术。道光乙未，余与同寓都城库堆胡同，求其治病者踵相接。丙申正月，汪忽患身热汗出，自以为阳明热邪，宜用石膏，服一剂，热即内陷，肤冷、泄泻、神昏，三日遽卒。医家谓本桂枝汤证，不当以石膏遏表邪也。嵊县吴孚轩明经鹏飞，司铎太平。壬寅六月科试，天气大热，身弱事冗，感邪遂深。至秋仲疾作，初起恶寒发热，病势未甚。绍台习俗，病者皆饮姜汤，而不知感寒则宜，受暑则忌也，服二盏，暑邪愈炽，遂致不救。又有不辨药品而致误者，归安陈龙光业外科，偶因齿痛，命媳煎石膏汤服之，误用白砒，下咽腹即痛，俄而大剧，询知其误，急饮粪清吐之，委顿数日始安。犹幸砒汤仅饮半盏，以其味有异而舍之，否则殆矣。吾邑陈庄李氏子，夏月霍乱，延医定方，有制半夏二钱，适药肆人少，而购药者众，有新作伙者误以附子与之，服药后腹即大痛，发狂，口中流血而卒。李归咎于医，医谓药不误，必有他故，索视药渣，则附子在焉。遂控药肆于官，馈以金乃已。

世俗喜服热补药，如桂、附、鹿胶等，老人尤甚，以其能壮阳也，不知高年大半阴亏，服之必液耗水竭，反促寿命。余见因此致害者多矣。

禽虫皆有智慧，如虎中药箭而食青泥，野猪中药箭食荠苨，雉被鹰伤贴地黄叶，鼠中矾毒饮泥汁，蜘蛛被蜂螫以蚯蚓粪掩其伤，又知啮芋根以擦之，鹳之卵破以漏药缠之。方书所载，不可胜数。今人不辨药味，一遇疾病，授命于庸医之手，轻者重，重者致死，亦可哀已！

凡服补剂，当审气体之所宜，不可偏一致害。叶天士《景岳全书发挥》云：沈赤文年二十，读书明敏过人，父母爱之，将毕姻，合全鹿丸一料，少年四人分服，赤文于冬令服至春初，忽患浑身作痛，渐渐腹中块痛，消瘦不食，渴喜冷饮，后服酒蒸大黄丸，下黑块无数，用水浸之，胖如黑豆，始知为全鹿丸所化，不数日热极而死。同服三少年，一患喉痹，一患肛门毒，一患吐血咳嗽，皆死。此乃服热药之害也。

叶天士《医验录》云：黄朗令六月畏寒，身穿重棉皮袍，头带黑羊皮帽，吃饭则以火炉置床前，饭起锅热极，人不能入口者，彼犹嫌冷，脉浮大迟软，按之细如丝。此真火绝灭，阳气全无之证也。方少年阳旺，不识何以至此，细究其由，乃知其父误信人云天麦二冬膏，后生常服最妙。遂将此二味熬膏，令早晚日服勿断，服之三年。一寒肺，一寒肾，遂令寒性渐渍入脏，而阳气寖微矣。是年春，渐发潮热，医投发散药，热不退，而汗出不止，渐恶寒，医又投黄连、花粉、丹皮、地骨皮、百合、扁豆、贝母、鳖甲、葳蕤之类，以致现症若此。乃为定方，用人参八钱，附子三钱，肉桂、炮姜各二钱，川椒五分，白术二钱，黄芪三钱，茯苓一钱，当归钱半，川芎七分。服八剂，去棉衣，食物仍畏冷，因以八味加减，另用硫黄为制金液丹，计服百日而后全愈。此则服凉药之害也。人之爱子者，可不鉴于此，而慎投补剂乎？

程杏轩治汪木工夏间寒热、呕泻、自汗、头痛。他医与疏表和中药，呕泻止，而发热不退，汗多口渴，形倦懒言，舌苔微黄而润，脉虚细。据经言脉虚身热，得之伤暑，因用清暑益气汤加减。服一剂，夜热更甚，谵狂不安。次早复诊，脉更细，舌苔色紫肉碎，凝有血痕，渴嗜饮冷，此必热邪内伏未透，当舍脉从证，改用白虎汤加生地、丹皮、山栀、黄芩、竹叶、灯心，服药后，周身汗出，谵狂虽定，神呆，手足冰冷，按脉至骨不现脉伏，可与壶仙翁治风热症参观，阖目不省人事，知为热厥。舌苔形短而厚，满舌俱起紫泡，大如葡萄，并有青黄黑绿杂色罩于上，辞以不治。其母哀恳拯救，乃令取紫雪蜜调涂舌，前方加入犀角、黄连、元参以清热，金汁、人中黄、银花、绿豆以解毒，另用雪水煎药。厥回脉出，舌泡消苔退，仅紫干耳。再剂热净神清，舌色如常。是役也，程谓能审其阳证似阴于后，未能察其实证类虚于前，自咎学力未到，盖以初用清暑益气汤之误也。因思此汤最不可轻用，况因伤暑而脉虚，外见汗多口渴等症，则尤不当用也。

医家以丸散治病，不可轻信而服之。吾里有患痞者，求治于湖州某医，医授丸药服之，痞病愈而变膨胀以死。又有婴儿惊风，延某医治之，灌以末药不计数，惊风愈而人遂痴呆，至长不愈，其药多用朱砂故也。

世人喜服参术，虚者固得益，实证适足为害。苏州某官之母，偶伤于食，又感风邪，身热不食，医者以其年高体虚，发散药中杂参、术投之，病转危殆。

其内侄某知医，适从他方至，诊其脉，且询起病之由，曰：右脉沉数有力，体虽惫而神气自清，此因伤食之后，为补药所误，当以峻药下之。乃用大黄、槟榔、厚朴、莱菔子之属，一剂病如故。众疑其谬，某谓药力未到，复投二剂，泄去积滞无算，病遂瘳。此可为浪服补药之鉴。

世俗每谓单方外治者非比内服，可放胆用之，不知亦有被害者。《续名医类案》云：一僧患疮疥，自用雄黄、艾叶燃于被中熏之，翌日遍体焮肿，皮破水出，饮食不入，投以解毒，不应而死。盖毒药熏入腹内而散真气，其祸如此。又云：余举家生疮，家人亦用此方熏之，疮不愈，未几蛮儿出痘，症极凶，药不能下咽而殁，殆亦受其毒耳。窃意所患疮当是热毒，以热攻热，毒乃益炽。故凡用药，先宜审明阴阳虚实，不得谓外治无害而漫试之。

身躯肥瘦，何关利害？而随郡王子隆体肥，乃服芦茄丸以消。名位升沉，何与荣辱？寇莱公望得相，乃服地黄兼饵莱菔。推之，服金丹以求仙，反促其寿；饵春药以求子，转伤其生，皆逐末忘本者也。

鄱阳名医周顺，谓古方不可妄用，如《圣惠》《千金》《外台秘要》所论病原、脉症及针灸法，皆不可废，然处方分剂，与今大异，不深究其旨者，谨勿妄用。有人得目疾，用古方治之，目遂突出。又有妇人产病，用《外台秘要》坐导方，反得恶露之疾，终身不瘳。余谓古方固勿妄用，近世所传单方尤当慎择用之。朱子藩眉极少，方士令服末子药六七厘，眉可即生，戒以服药后须避风。服之夕即有汗，偶值贼至，乃出庭除，及归寝，大汗不能止，几至亡阳，后竟不寿见《折肱漫录》。湖州胡氏子患水肿，服药不效，有教以黑鱼一尾，入绿矾腹中，烧灰服之，服后腹大痛遽死。夫古方单方，用之得当，为效甚速，但当审病症之所宜，且勿用峻厉之药，庶几有利而无弊耳。

士大夫不知医，遇疾每为俗工所误，又有喜谈医事，研究不精，孟浪服药以自误。如苏文忠公事，可惋叹焉。建中靖国元年，公自海外归，年六十六，渡江至仪真，舣舟东海亭下，登金山妙高台时，公决意归毗陵，复同米元章游西山，逭暑南窗松竹下，时方酷暑，公久在海外，觉舟中热不可堪，夜辄露坐，复饮冷过度，中夜暴下，至旦惫甚，食黄芪粥觉稍适。会元章约明日为筵，俄瘴毒大作，暴下不止。自是胸膈作胀，却饮食，夜不能寐。十一日发仪真，十四日疾稍增，十五日热毒转甚，诸药尽却，以参、苓瀹汤而气寖止，遂不安枕席，公与钱济明书云：某一夜发热不可言，齿间出血如蚯蚓者无数，追晓乃止，困惫之甚。细察病状，专是热毒根源不浅，当用清凉药，已令用人参、茯苓、麦门冬三味煮浓汁，渴即少啜之，余药皆罢也。庄生闻在宥天下，未闻治天下也，三物可谓在宥矣。此而不愈则天也，非吾过也。二十一日，竟有生意，二十五日疾革，二十七日上燥下寒，气不能支，二十八日公薨。余按：病暑饮冷暴下，不宜服黄芪。迨误服之，胸胀热壅，牙血泛溢，又不宜服人参、麦门冬。噫！此岂非为补药所误耶？近见侯官林孝廉昌彝《射鹰诗话》云：公当暴下之时，乃阳气为阴所抑，宜大顺散主之，否则，或清暑益气汤，或五苓散，或冷香引子及二陈汤，或治中皆可选用，既服黄芪粥，邪已内陷，胸作胀，以为瘅气大作，误之甚矣。瘅毒亦非黄芪粥所可解。后乃牙龈出血，系前失调达之剂，暑邪内干胃腑，宜甘露饮、犀角地黄主之，乃又服麦冬饮子及人参、茯苓、麦门冬三物，药不对病，以致伤生，窃为公惜之。云云。余谓甘露饮、犀角地黄汤用之此病固当，至桂、附等味，公之热毒如是之甚，亦不可用也。

用药最忌夹杂，一方中有一二味即难见功。戊午季春，余自武林旋里，舟子陈姓病温，壮热无汗，七日不食，口渴胸痞，咳嗽头痛，脉数，右甚于左，杭医定方，用连翘、瓜蒌皮、牛蒡子、冬桑叶、苦杏仁、黑山栀、象贝、竹叶、芦根，药皆中病，惜多羚羊角、枳壳二味，服一剂，病不减，胸口闷，热转甚。求余诊治，余为去羚羊角、枳壳，加淡豆豉、薄荷，服一剂，汗出遍体，即身凉能食，复去淡豆豉、牛蒡子，加天花粉，二剂全愈。因思俗治温热病，动手即用羚羊角、犀角，邪本在肺胃，乃转引之入肝、心，轻病致重，职是故耳。

陶毅《清异录》云：昌黎公愈，晚年颇亲脂粉，故事服食，用硫黄末搅粥饭，啖鸡男，不使交千日，烹庖，名火灵库。公间日进一只焉，始亦见功，终致绝命。以湉按白乐天诗中退之服硫黄句，昔人已辨其非昌黎公，陶氏此说，未必可信，然亦足征服食之当谨也。

求医

汉郭玉曰：贵者处尊高以临臣，臣怀怖慑以承之，其为疗也有四难焉。自用意而不任臣，一难也；将身不谨，二难也；骨节不疆不能药，三难也；好逸恶劳，四难也。夫玉为一代良工，而犹若此，矧在中医，使临以威严，必畏栗失措，而诊治有误矣。《薛立斋医案》云：一稳婆止有一女，分娩时，巡街御史适行牌取视其室，分娩女因惊吓，未产而死。后见御史以威颜分付，追视产母，胎虽顺而顾偏在一边，以致难产。因畏其威，不敢施手，由是母子俱不能救。即此推之，凡求医治病，断不可恃势分之尊也。

凡病不能自治，必求治于医者，而其要则有四焉。一曰择人必严。医者之品学不同，必取心地诚谨、术业精能者，庶可奏功。一曰说症必详。脉理渊微，知之者鲜，惟问可究病情。乃医之自以为是者，往往厌人琐语，而病家亦不能详述，此大误也。故凡求医诊治，必细述病源，勿惮其烦。一曰察药必慎。药之伪者不必论，即寻常品味，肆中人粗心，往往以他物搀混，必亲自查看，方免舛误。至炮煎诸法，亦宜精审，服之斯可获效。一曰录方必勤心。俗于医者所定之方，服药既讫，随手弃掷，余谓宜汇录一册，以备检阅，此不过举手之劳耳，有心人见之，则上工之治验，固可采以示法，中工之方案，亦可因以征学识之浅深，品诣之高下，而定其取舍矣。

《钱塘县志·方技传》：沈好问，精小儿医，尤善治痘。江鲁陶子一岁，痘止三颗，见额上、耳后、唇傍，好问曰：儿痘部位心、肾、脾三经逆传，土克水，水克火，宜攻不宜补，攻则毒散，补则脏腑相戕。治至十四日，痘明润将成矣，好问曰：以石膏治之，恐胃土伤肾水。俗医怜儿小，谬投以参，好问见之，惊曰：服参耶？不能过二十一日矣。儿卒死。夫治痘已有成效，竟为庸医所误，由于恒情皆畏攻而喜补也，此亦可为任医不专之戒。

赠医诗鲜有佳者，近阅临川李小湖回卿联琇《好云楼初集》，中有赠医士费晋卿明经诗，语殊警惕。咸丰中，回卿督学江苏，知江苏有二名医，一为阳湖吴仲山斐融，居印墅；一为武进费晋卿伯雄，居孟河城。遂并访之。吴以回卿未有子，投补剂为嗣育计。费谓回卿肝阳过旺，心肾两亏，投以养心平肝之剂。回卿主费说，因赠以诗云：儒林与文苑，千秋照简编，岂无艺术传，别表冠世贤，华佗许颖宗，妇孺惊若仙，本草三千味，《难经》八十篇，格致即圣学，名与精神传，况用拯危殆，能夺造化权，活人较良相，未知谁后先。莘渭不巷遇，只手难回天。孟城一匹夫，所值蒙生全，日济什百人，功德几万千。大哉农轩业，托始尧舜前。

诊法

寇宗奭云：凡看妇人病，入门先问经期。张子和云：凡看妇病，当先问娠。又云：凡治妇病，不可轻用破气行血之药，恐有娠在疑似间也。彭用光云：凡看产后病，须问恶露多少有无，此妇科要诀也。沈芊绿云：婴儿脏气未全，不胜药力，周岁内非重症，勿轻易投药，须酌法治之，即两三岁内，形气毕竟嫩弱，用药不可太猛，峻攻峻补，反受药累。此幼科之要诀也。王洪绪云：痈与疽截然两途，红肿为痈，治宜凉解；白陷为疽，治宜温消。又云：惟疔用刺，其余概不轻用刀针，并禁升降痛烂二药。此外科要诀也。

《伤寒论》六经提纲，大半是凭乎问者，至如少阳病口苦咽干目眩，及小柴胡汤症往来寒热，胸胁苦满，默默不欲饮食，心烦喜呕等，则皆因问而知，此孙真人所以未诊先问也。

脉

大肠脉候左寸，小肠脉候右寸，此《脉诀》之言也。自滑伯仁候大小肠于两尺，李士材称为千古只眼，后人遂皆信之。余考汪石山《脉诀刊误》，辨正叔和之说甚多，而独于左寸候心、小肠，右寸候肺、大肠，未尝以为非，谓以腑配脏，二经脉相接，故同一部也。又昌邑黄坤载元御，谓脉气上行者，病见于上，脉气下行者，病见于下。手之三阳，从手走头，大小肠位居至下，而脉则行于至上，故与心、肺同候于两寸。其说亦精，可正滑说之误。

杨仁斋谓脉沉细、沉迟、沉小、沉涩、沉微之类，皆为阴；沉滑、沉数、沉实、沉大之皆为阳。一或误施，死生反掌。余谓亦有不尽然者，按《名医类案·火热门》，壶仙翁治风热不解，两手脉俱伏，时瘟疫大行，他医谓阳证见阴不治，欲用阳毒升麻汤升提之。翁曰：此风热之极，火盛则伏，非时疫也，升之则死矣。投连翘凉膈之剂，一服而解。又按《脉诀歌》谓伤寒一手脉伏曰单伏，两手曰双伏，不可以阳证见阴为诊，乃火邪内郁，不得发越，阳极似阴，故脉伏，必有大汗而解。时证见此脉不少，习医者宜审之，不可专主杨氏之说而为所误也。

仲景《伤寒》论结胸热实，脉沉而紧，心下痛，按之石硬者，大陷胸汤主之。《金匮》论寒疝绕脐痛，若发则白津出，手足厥冷，其脉沉紧者，大乌头煎主之。同一沉紧之脉，一则属热，一则属寒，然则临证者，岂可专凭脉乎？

《上海县志·艺术门》载：姚蒙善医，尤精太素脉，邹来学巡抚召之视疾。姚曰：公根器上有一窍出汗水。邹大惊曰：此余秘疾，汝何由知？姚曰：以脉得之，左关滑而缓，肝第四叶有漏通下故也。邹求药，曰：不须药，到南京便愈。以手策之曰：今是初七，约十二日可到。邹即行，果十二日晨抵南京而卒。夫预决死期，脉理精者能之，至因关脉之滑而缓，知其有漏通下，恐无是事也。《志》书好为夸张之辞，往往若是。

李东璧《奇经考》云：凡八脉不拘制于十二正经无表里配合，故谓之奇。盖正经犹夫沟渠，奇经犹夫湖泽，正经之脉隆盛，则溢于奇经，故秦越人比之天雨降下，沟渠溢满，霶霈妄行，流于湖泽。按此则奇字当读作奇偶之奇无表里配合，有读作奇正之奇者，非也。

脉象虚实疑似之间，最难审察。易思兰治一产妇医案有云：凡诊脉遇极大极微者，最宜斟酌，如极大而无力，须防阳气浮散于外；如极微之脉，久久寻而得之，于指稍稍加力，按之至骨愈坚牢者，不可认作虚寒。今此症六部皆无脉，尺后则实数有力，所谓伏匿脉也。阳匿于下，尢之极矣，岂可泥于产后禁用寒凉哉？其辨别脉象，至为精细，为医者当熟复其言。

鬼祟之脉，忽大忽小，忽数忽迟；虫症之脉，乍大乍小，盖皆无一定之形也。至若气郁痰壅之症，每因脉道不利，迟数不调，最宜审察。虚者之脉亦有至数不齐者。《汪石山医案》一人患泄精，脉或浮濡而驶，或沉弱而缓，汪曰：脉之不常，虚之故也。用人参为君，加至五钱而病愈。

脉有六阴，亦有反关，诊病者均宜详审。吴郡某医有声于时，一达官新纳姬人，忽患心痛，痰涌手厥。某诊其两手无脉，辞不治，易医诊脉，知是反关，一剂而愈，某之名望顿减。

明王文恪公《震泽长语》云：徐文定公为詹事时，至苏城，闻王时勉明医也，令诊之。时勉既诊，以公脉有歇至，不敢言，公曰：吾脉素有异。时勉曰：如是无妨。然则脉又有歇至而非为病，临症者可不详察乎？钱塘梁氏《玉绳謍记》谓近有人只一手有脉，一手无脉，此理殊不可晓，此又临症者所当知也。

《汪石山医案》载：王宜人产后因沐浴，发热呕恶，渴欲饮冷水瓜果，谵语若狂，饮食不进。体丰厚不受补，医用清凉，热增剧。石山诊之，六脉浮大洪数，曰：产后暴损气血，孤阳外浮，内真寒而外假热，宜大补气血。与八珍汤加炮姜八分，热减大半。病患自知素不宜参、芪，不肯再服，过一日复大热如火，复与前剂，潜加参、芪、炮姜，连进二三服，热退身凉而愈。此段病情脉象，无一可以用温补者，医安得不用清凉？迨服清凉而热增剧，始知其当用温补。然非如汪之有胆识，亦不能毅然用之。再其脉虽浮大洪数，而按之必无力，与易思兰所云见前相合，此可于言外得之。

元和江艮庭声《论语俟质》谓：孔子圣无不通，焉有不知医者。自牖执手，切其脉也；既切脉而知其疾不治，故曰亡之，命矣夫。其说未经人道，然《礼记》疏有《夫子脉诀》之说，则江说亦自有因。况疾为子之所慎，岂慢以任之医人而不究其理乎？或谓孔子既知医，何以康子馈药而曰未达？余曰：药当是丸散之类，不知其为何物，即知之而莫辨其种之善否，故曰未达，不敢尝。

《魏书·术艺列传》：显祖欲验徐謇之所能，置诸病患于幕中，使謇隔而脉之，深得病情，兼知色候。后高祖疾大渐，謇诊治有验，酬赉甚渥，下诏有诚术两输，忠妙俱至之语，其艺可谓精矣。乃文诏皇太后之怀世宗也，梦为日所逐，化为龙而绕后，后寤而惊悸，遂成心疾，王显诊脉云：非有心疾，将是怀孕生男之象。而謇则谓是微风入脏，宜进汤加针。所谓智者千虑，必有一失，医道真不易言也。

脉数时一止为促，促主热，然亦有因于寒者，如伤寒脉促，手足厥逆，可灸之。注家谓真阳之气本动，为寒所迫，则数而促也。脉缓时一止为结，主寒，然亦有因于热者，如太阳病身黄，脉沉结，少腹硬，小便利，其人如狂者，血证谛也，抵当汤主之。注家谓湿热相搏，脉缓为湿，所以里湿之脉当见沉结也。观此益知临症者不可专凭脉矣。

用药

徐之才十剂：宣、通、补、泄、轻、重、滑、涩、燥、湿。王好古补二种。曰：寒可去热，大黄、芒硝之属是也；热可去寒，附子、官桂之属是也。药之用已无遗。《心印绀珠经》标十八剂之目，曰：轻、解、清、缓、寒、调、甘、火、暑、淡、湿、夺、补、平、荣、涩、温、和，则繁而寡要矣。

郑康成《周官·疾医》注：五谷，麻、黍、稷、麦、豆。《素问》以麦、黍、稷、稻、豆为五谷，分属心、肝、脾、肺、肾，治病当从之。《程杏轩医案辑录》治胸脘胀痛，泛泛欲呕，食面尚安，稍饮米汤，脘中即觉不爽。谓肝之谷为麦，胃弱故米不安，肝强故麦可受，当用安胃制肝法，此得《内经》之旨者也。

名家治病，往往于众人所用方中加一味药，即可获效。如宋徽宗食冰太过患脾疾，杨吉老进大理中丸，上曰：服之屡矣。杨曰：疾因食冰，请以冰煎此药。是治受病之源也，果愈。杜清碧病脑疽，自服防风通圣散数四，不愈。朱丹溪视之曰："何不以酒制之？"清碧乃悟，服不尽剂而愈。张养正治闻教谕羸疾，吴医皆用三白汤无效，张投熟附二三片，煎服即瘥。缪仲淳治王官寿遗精，闻妇人声即泄，瘵甚欲死，医者告术穷，缪之门人以远志为君，莲须、石莲子为臣，龙齿、茯神、沙苑蒺藜、牡蛎为佐使，丸服稍止，然终不断，缪加鳔胶一味，不终剂即愈。叶天士治难产，众医用催生药不验，是日适立秋，叶加梧桐叶一片，药下咽即产。嘉定何弁伯患呕吐，医用二妙丸不效，徐灵胎为加茶子四两，煎汤服之遂愈。因其病茶积，故用此为引经药。略识数条，以见治病者，必察理精而运机敏，始能奏捷功也。

邹润庵治一人暑月烦满，以药搐鼻不得嚏，闷极，遂取药四五钱匕服之，烦满益甚，昏不知人，不能言语，盖以药中有生半夏、生南星等物也。邹谓南星、半夏之毒，须姜汁乃解，盛暑烦懑，乌可更服姜汁？势必以甘草解之，但其味极甘，少用则毒气不解，服至一二钱，即不能更多，因以甘草一斤，蒸露饮之，饮尽而病退。凡病者畏药气之烈，恶药味之重，皆可仿用此法。陈载庵尝治一人，热甚喉痛，用甘草、桔梗、连翘、马勃、牛蒡、射干、元参等味，其人生平饮药即呕，坚不肯服而病剧，又不能不进药，乃令以药煎露，饮二十余碗而全愈。

许允宗治王太后病风不能言，以防风、黄芪煎汤数斛，置床下熏蒸，使口鼻俱受，此夕便得语。陆严治徐氏妇，产后血闷暴死，胸膈微热，用红花数十斤，大锅煮汤，盛木桶，令病者寝其上熏之，汤气微，复进之，遂得苏，此善师古法者也。李玉治瘵，谓病在表而深，非小剂愈。乃熬药二锅，倾缸内稍冷，令病者坐其中，以药浇之，逾时汗大出，立愈，则又即其法而变化之。医而若此，与道大适矣。

吴人畏服重药，马元仪预用麻黄浸豆发蘖，凡遇应用麻黄者，方书大黄豆卷，俾病家无所疑惧<small>当时治病，皆于医家取药</small>。徐灵胎治张某病，当用大黄，恐其不服，诡言以雪虾蟆配药制丸，与服得瘥。可想见良工心苦，非拘方之士所能及也。

病有因偏嗜食物而成者，非详问得之，奚由奏效？前人治验，略志数则，以资玩索。朱丹溪治叔祖泄泻，脉涩而带弦，询知喜食鲤鱼，以茱萸、陈皮、生姜、砂糖等药探吐胶痰而泻止。林学士面色顿青，形体瘦削，夜多惊悸，杜某询知喜食海蛤，味咸，故心血衰，令多服生津液药而病愈。富商患腹胀，百药无效，反加胃呕食减尪羸，一草泽医询知夏多食冰浸瓜果，取凉太过，脾气受寒，医复用寒凉，重伤胃气，以丁香、木香、官桂健脾和胃，肺气下行，由是病除。赵尹好食生米而生虫，憔悴萎黄，不思饮食，用苍术米泔水浸一夜，剉焙末，蒸饼丸，米汤下而愈。吴孚先治长夏无故四肢厥冷，神昏不语，问之曾食猪肺，乃令以款冬花二两，煎汤灌之而痊，盖所食乃瘟猪肺也。沈绎治肃王嗜乳酪获疾，饮浓茶数碗，荡涤膈中而愈。薛立斋治一老人，似痫非痫，胸膈不宽，用痰、痫等药不效，询知素以酒、乳同饮，为得酸则凝结，得苦则行散，逐以茶茗为丸，时用清茶送三五十丸，不数服而瘥。吴廷绍治冯延已脑中痛，询知平日多食山鸡、鹧鸪，投以甘草汤而愈。杨吉老治杨立之喉痛溃烂，饮食不进，询知平日多食鹧鸪肉，令食生姜一片，觉香味异常，渐加至半斤余，喉痛顿消，饮食如故。梁新治富商暴亡，谓是食毒，询知好食竹鸡，令捣姜掘汁，折齿灌之而苏。某医治一妇面生黑斑数点，日久满面俱黑，询知日食斑鸠，用生姜一斤切碎研汁，将淬焙干，却用生姜煮汁，糊丸食之，一月平复。盖山鸡、鹧鸪、竹鸡、斑鸠皆食半夏，故以解其毒也。沈宗常治庐陵人胀而喘，三日食不下咽，视脉无他，问知近食羊脂，曰：脂冷则凝，温熨之所及也。温之得利而愈。

治痼病、宿病有不能求速愈者，如朱丹溪治虚损瘦甚，右胁下痛，四肢软弱，用二陈汤加白芥子、枳实、姜炒黄连、竹沥，八十贴而安。祝仲宁治脚膝痹痛，服清燥汤百剂而愈。此类甚多，当初服数剂时，必不见效，非信任之深，谁能耐久乎？吁！世之延医治病，往往求其速效，更易医者，杂投方药而病转增剧，盖比比然矣。

袁随园作《徐灵胎先生传》有云：张雨村儿生无皮，先生命以糯米作粉糁其体，裹以绢，埋之土中，出其头，饮以乳，两昼夜而皮生。此盖有所本也，元危亦林《得效方》，生子无皮，速用白早米粉干扑，候生皮方止。明葛可久治舟人生子身无全肤，令就岸畔作一坎置其中，以细土隔衾覆之，且戒勿动，久之生肤，盖其母怀妊舟中，久不登岸，失受土气故也。徐参用二法而得效，洵乎医之贵博览也。

治妇人肝症，每用疏泄攻伐之药，而不知阴受其伤。治小儿惊风，每用香窜镇重之剂，而不知隐贻之害。治肝莫善于高鼓峰之滋水法，治风莫善于吴鞠通之《解儿难》，洵可以挽积弊，拯生命也。

世人袭引火归原之说以用桂、附，而不知所以用之之误，动辄误人。今观秦皇士所论，可谓用桂、附之准，特录于此。赵养葵用附、桂辛热药，温补相火，不知古人以肝肾之火喻龙雷者，以二经一主乎木，一主乎水，皆有相火存其中，故乙癸同源。二经真水不足，则阳旺阴亏，相火因之而发，治宜培养肝肾真阴以制之。若用辛热摄伏，岂不误哉？夫引火归原而用附、桂，实治真阳不足。无根之火，为阴邪所逼，失守上炎，如戴阳阴躁之症，非龙雷之谓也。

<small>何西池曰：附、桂引火归原，为下寒上热者言之，若水涸火炎之症，上下皆热，不知引此火归于何处？此说可与秦论相印证。龙雷之火，肝肾之真阴不足，肝肾之相火上炎，水亏火旺，自下冲上，此不比六淫之邪，天外加临，而用苦寒直折，又不可宗火郁发之而用升阳散火之法，治宜养阴制火，六味丸合滋肾丸及家秘肝肾丸地黄、天冬、归身、白芍、黄柏、知母，共研细末，元武胶为丸之类是也。</small>

病有上下悬殊者，用药殊难。《陆养愚医案》有足以为法者，录之。陆前川素患肠风便燥，冬天喜食铜盆柿，致胃脘当心而痛。医以温中行气之药疗其心痛，痛未减而肠红如注，以寒凉润燥之药疗其血，便未通而心痛如刺。陆诊其脉，上部沉弱而迟，下部洪滑而数，曰：此所谓胃中积冷，肠中热也。用润字丸三钱，以沉香衣其外，浓煎姜汤送下二钱，半日许，又送一钱，平日服寒凉药一过胃脘，必痛如割，今两次丸药，胸膈不作痛，至夜半大便行，极坚而不甚痛，血减平日十之六七，少顷，又便一次，微痛而血亦少，便亦不坚。清晨又解溏便一次，微见血而竟不痛矣。惟心口之痛尚未舒，因为合脏连丸，亦用沉香为衣，姜汤送下，以清下焦之热而润其燥，又用附子理中料为散，以温其中，饴糖拌吞之，以取恋膈，不使速下，不终剂而两症之相阻者并痊，此上温下清之治法也。<small>卢绍庵曰：丸者，缓也，达下而后溶化，不犯中宫之寒。散者，散也，过咽膈即消溶，不犯魄门之热。妙处在于用沉香、饴糖。</small>

陈曙仓室人咳嗽吐痰有血，夜热头眩，胸膈不舒，脚膝无力，医用滋阴降火药已半年，饮食渐少，精神渐羸。诊其脉，两寸关沉数有力，两尺涩弱而反微浮，曰：此上盛下虚之症。上盛者，心肺间有留热瘀血也；下虚者，肝肾之气不足也。用人参固本丸，令空腹时服之；日中用贝母、苏子、山楂、丹皮、桃仁、红花、小蓟，以茅根煎汤代水煎药，服之十帖，痰清血止，后以清气养营汤<small>茯苓、白芍、归身、川芎、木香、白豆蔻、陈皮、黄连</small>与固本丸间服。三月后病瘳而受孕。此上清下补之治法也。

物性有相忌者，即可因之以治病。如铁畏朴硝，张景岳治小儿吞铁钉入腹内，用活磁石一钱、朴硝二钱，并研末，熬熟猪油加蜜和调，与之吞尽，遂裹护铁钉从大便解下。豆腐畏莱菔，《延寿书》云：有人好食豆腐中毒，医不能治，作腐家言莱菔入汤中，则腐不成，遂以莱菔汤下药而愈。菱畏桐油，《橘旁杂论》云：一医治某嗜菱食之过多，身热胸满，腹胀不食，病势垂危，知菱花遇桐油气辄萎，因取新修船上油滞作丸，入消食行气药中与服，即下黑燥粪而痊。此类尚多，未能缕举，习医术者，诚不可不博识多闻也。

卷二

古人

京师先医庙，始于明嘉靖间按：元贞元间建三皇庙，内祀三皇，并历代名医十余人，至是始定为先医庙，本朝因之。中奉伏羲，左神农，右黄帝，均南面；句芒、风后，东位西向；祝融、力牧，西位东向。东庑僦贷季、天师岐伯、伯高、少师、太乙雷公、伊尹、仓公淳于意、华佗、皇甫谧、巢元方、药王韦慈藏、钱乙、刘宗素、李杲，皆西向。西庑鬼臾区、俞跗、少俞、桐君、马师皇、神应王扁鹊、张机、王叔和、抱朴子葛洪、真人孙思邈、启元子王冰、朱肱、张元素、朱彦修，皆东向。以北为上。岁以春、冬仲月上甲，遣官致祭。按韦慈藏名讯道，唐人，施药济世，因有药王之称。今世俗之祀药王者，塑像为卉服，而以王为皇，未知出何典故。渤海秦越人受桑君之秘术，遂洞明医道，以其与轩辕时扁鹊相类，乃号之为扁鹊，又家于卢国，乃命之曰卢医。世或以卢扁为二人，谬矣。语见杨元操《集注难经》序。

凡为名医，必有传授之师，如孙文垣一奎之师黄古潭，张景岳介宾之师金梦石，此皆青出于蓝，而师之各转赖徒以传。汉张仲景称医中之圣，其师为张伯祖，自非仲景，谁复知有张伯祖哉？传道贵得其人，非独圣门为然矣。

张仲景，医中之圣也；华元化，医中之仙也。二人同时，范氏只为元化作传，乌得称良史乎？

明代以医名而为显官，名列史传者有二人，曰许绅，曰王纶。许官尚书，因医而始显者也；王官巡抚，既显而犹医者也。然许能拯世宗于已绝事见《明史》，而《野获编》《今言》所载较详。《野获编》云：嘉靖壬寅年，上寝于端妃所。宫婢杨金英等相结行弑，用绳系上翻，布塞上口，以数人踞上腹，绞之已垂绝矣。幸诸婢不谙绾结之法，绳股缓不收。户外闻咯咯声，孝烈皇后率众人解之。《今言》云：西苑宫人之变，圣躬甚危，绅用桃仁、红花、大黄诸下血药，辰时进之，未时忽作声，去紫血数升，申时遂能言，又三四剂，平气活血药，圣躬遂安。次年，绅以用药惊忧，病死。而不能自疗其惊悸《明史》：绅得疾，曰曩者宫变，吾自分必效必杀身，因此惊悸，非药石所能疗也。王所在治疾，无不立效，而不能自知服药之误《续名医类案》：节斋得心腹疾，访峨眉道者治之，道者问：公于服饵，有生用气血之物焙制未彻者乎？曰：有之，常服补阴丸数十年矣，中用龟甲，酒炙而入之。曰：是矣，宜亟归。节斋遽投橄归，至吴阊，下赤色小龟无数而卒。医岂易为哉？

《元史·方技传》医家仅列李东垣，言其学于《伤寒》，痈疽眼目为尤长，而不及脾胃，载治验有六，皆不详其所用之药。史例大率如此，然而略矣。

道士知医最著名者，有崔紫虚；僧则有深师、荆山浮图师、慎柔和尚；宦官则有罗太无知悌；妇女则有胡宗仁之母徐氏、妻李氏。医任死生之重，而通性命之微，固无人不当学也，特非尽人所能学耳。

上古俞跗治病，能割皮解肌，湔洗肠胃，漱涤五脏，华元化犹传其术。史所称刳破腹背、抽割积聚是也。华以后能之者无闻焉，虽有弟子吴普、樊阿，不尽其奥。岂神奇之术，非其人勿传歟？

《续名医类案》卷三十《奇疾门》钱国宾案注云：钱塘人，万历时人，有《寿世堂医案》四十则，多奇疾，乃刻本。由杭太史董甫处借得。凡三十二字，阁本无。魏氏家藏本有《奇疾门》钱论肉行一症，可补《瘟疫》诸书之缺。云：癸亥冬，山海天行时疫，病者头痛发热，恶心口渴，神昏欲寐，四肢不举，其肉推之则一堆，平之则如故。医有作伤寒者，有作时气者，投以发散药，无不加重，死者数百，时督师阁部孙及赞画各伤一仆。至乙丑春，钱之关门谒太师，谈次问及，曰：此症天行时疫，名肉行，人肉属土，土燥则崩，土湿则流。其邪感于血脉肌肉，不比伤寒所治，古今医集不载，止于《官邸便方》见此异症一款。因人血枯，而感天时不正之气，当大补血，用首乌、枸杞、归、地等味，少加羌活风药，足以应病矣。若经发散，立死无疑。又治足跟响至头，声如雷，诊脉五部皆和，独肾抏大，举之始见，按之似无，乃肾败也。肾经自足走头，肾主骨，肾虚则体空，空则鸣，所以骨响。以六味丸加紫河车膏、虎骨膏、猪髓、枸杞、杜仲服之愈。又治两膊红十数条，头粗尾尖腹大，长尺许，阔寸许，曰：此青蛇异气，不急治，蛇形入腹而死，或生大小腿，如头向上，故入腹亦死。以针挑破头尾，使其不走，流出恶血，又研明雄黄，唾调涂患处，内服清凉败毒散而愈防风、荆芥、白芷、羌活、黄芩、黄连、金银花、槐子、甘草、当归、生地各一钱。观此，则钱亦当时名手，而今罕有知之者，不有《续名医类案》，不几湮没无传乎？

《古今医案类按》云：高果哉先生，乃王金坛之高弟，《准绳》序中所谓嘉善高生隐士也。余童时习闻父老传诵其治病如神。著有《医林广见》及《杂症》二书，未曾刊印，得之者珍如拱璧。又有《医案》数卷，立方颇多奇巧，然险峻亦难轻试。略选数条，以存吾邑文献。其卷七一条云：魏子一患嘴唇干燥，自服麦冬一两、生地四钱、元参二钱、五味一钱、甘草六分、乌梅三个，虽有小效，而病根不去。高云：此症宜用神水，其法以铅熔化，散浇于地成薄片，取起，剪作长条数块，以一头钻眼悬吊于锅，锅内置烧酒，烧酒之上仰张一盆，与铅片相近，锅下燃火，使酒沸而气上冲于铅片，铅片上有水滴下盆内，谓之神水，取服之。以此水从下而上，能升肾中之水，救上之干燥也。按：《本草纲目》所载神水，指五月五日午时竹竿中雨水，其主治亦异，此可以补方书之缺，特录之。

今人

吾里张云寰先生季瀛，桐乡县人，医学深邃，求治者门常如市。余表兄周士勋，夏日身热不退，脉虚自汗，医用清暑药不效。先生诊之曰：口不渴，舌少苔，且神气虚弱，乃火虚证也，再服清暑药脱矣！投以八珍大补之剂获愈。其子铁葫上舍禾，亦精医理，诊病胆识绝人。有乡农病喘十余日，服药不效，登门求治，令服小青龙汤。乡农有难色，张曰：服此药二剂，仍不得卧者，余甘任其咎。乡农去，家人讶其失言，张曰：彼喘而延至十余日不死，非实症不能，又何疑焉？阅数日，乡农复来，则病果瘳矣。

临海洪菉园孝廉裕封，精医理，常言古方书如《伤寒》《金匮》，今方书如《临证指南》，诚能专心玩索，诊疾自能奏功。台郡少良医，由于昧所适从，仅读《药性赋》《汤头歌括》及《医宗必读》等书耳。其治病每以古方获效。文参军之子患暑症，初微恶寒，后壮热汗出，嗳气腹痞，口干渴，面肿头痛，大小便少。医用葛根、桔梗、制半夏、薄荷、佩兰、赤苓、通草、杏仁、芦根等药，渐觉气急神昏。菉园诊之，谓脉大舌黄，是白虎汤症也。投一剂，诸症皆减，改用鲜石斛、黄连、生甘草、金银花、瓜蒌实等味而痊。张明经患春温，恶寒发热，喉烂，医用甘、桔、荆、防、牛蒡等味，病不减，菉园投以黄芩汤加连翘壳、杏仁，一剂获愈。此真善用古方者。

嫡兄星槎先生瀚，少好学，以多病兼玩医书，久而精能。宰化县，年老罢官，贫不能归，乃悬壶于会城顺德县。县令徐某之子夏月泄泻，服清暑利湿药不效，渐至发热不食，神疲息微。徐年已暮，只此一子，计无所出，延兄求治，兄曰：此由寒药伤脾，阳虚欲脱，宜进温药以救之。因用附子理中汤。徐疑不敢服，兄曰：此生死关头，前药已误，岂可再误？设此药有疏虞，我当任其咎。服药诸症俱轻，连进数剂全愈。徐大喜，倾囊厚赠，复为乞援同寮，因得全家归里。兄著有《制方赘说》行世。

钱塘吕槟村司马震名，官湖北，有政声，忽动归思，侨居吴门，为人治疾多获效。潘太史遵祁病瘅，服茵陈汤不效，服平胃散又不效，脘中若藏井底泥，米饮至前辄哕，吕诊之曰：湿固是已，此寒湿，宜温之。与五苓散加附子。药下咽，胸次爽然。方氏子伤寒疾革，议用牛黄清心丸，吕曰：邪在腑，上蒙心包，开之是揖盗也，宜急下存阴。投以犀连承气汤，一服病愈。叶氏女周岁，遘疾将殆，仰卧，胸膈如阜，呻吟拒按。吕曰：此结胸也。服小陷胸汤立效。吕酷好医书，遍览百家，而一以仲景为宗，尝言仲景伤寒立法，能从六经辨证，则虽繁剧如伤寒，不为多歧所误，而杂症即一以贯之。其为医也，问切精审，不杂一他语，立方必起草，阅数刻始安。一家有病者数人，一一处之无倦容，暇辄手自撰论，阐发仲景之学，著有《伤寒寻源》行于世。

青浦何书田其伟，家世能医，初为诸生专于学，工古今体诗，未尝为医。自其父元长先生卒，念世业不可无继，稍稍为之，名大噪。有徐姓者，昏热发狂，力能逾墙屋，何曰：是邪食交结也。则其人果以酷暑食水浇饭，旋就柳阴下卧也。以大黄、枳实下之而愈。金泽镇某生，逾冠未婚，得狂疾，用牛黄清心加味法，而嘱其家人于煮药时覆女子亵衣于其上，两剂而愈。门人疑之，何曰：是阴阳易法，吾用之偶验耳。尝作医论诗云：治病与作文，其道本一贯。病者文之题，切脉腠理现。见到无游移，方成贵果断。某经用某药，一味不可乱。心灵则手敏，法熟用益便。随症有新获，岂为症所难。不见古文家，万篇局万变。此可见其生平所得力矣。

表兄周乙藜学博士照，潜研医理，尝治分水典史王某之妻，两臂挛不能举，面色黯淡，脉沉缓，诸药不效，令服活络丹数服即愈。后以治手臂、足腿挛肿之属寒湿者皆效。乙藜之戚张氏妇，体弱恶食，月信已停八月，就诊于苏州名医何氏诊之，云是经阻，令服通药，乙藜诊之曰：六脉滑疾，右寸尤甚，是孕也，且必得男。以安胎药与之，阅四月果生男。

乌程钮松泉殿撰福保之父晴岚封翁芳鼎，精外科术，贫者求治不取钱，且赠以药，制药不惜重值，拯治危症甚多。殿撰尤好岐黄书，在京师，每为人治愈危疾。尝治其同年之母，高年患痢，医用芍药汤不效，转益困笃，身热不食。殿撰询知病前曾多食蟹，诊脉左弦数，右数而弱，舌苔中黑，腹痛喜按。力排众议，专主热药，用熟附子八分、炮姜一钱、白芍一钱、吴茱萸五分、焦白术三钱、茯苓三钱、肉桂八分、炙甘草一钱、砂仁五分、陈皮五分、生姜二片，一剂痢稀热减，去茱萸、陈皮，加丁香、木香，二剂痢止，改用补中益气汤，加附、桂、炮姜全愈。殿撰有延医医案一册，名曰《春冰集》，盖言慎也。

吴江陈梦琴茂才希恕，家居芦墟，其曾祖为诸生者名策，得外科秘方于外家潘氏，始为医。茂才幼好学，有声庠序间，壮岁家中落，母令习家学，可养生兼可治生，乃从其兄省吾上舍希曾学，期年而业成，生平所治疾，悉录成为书，积三百二十二卷，手撮其要为十册，以训子侄。其婿沈沃之学博曰富，择取之，为《妇翁陈先生治疾记》，篇长不备录，录其尤者。一人无故舌出于口寸余，他医遵古方熏以巴豆烟，饮以清心脾药，不效。先生命取鸡冠血涂之，使人持铜钲立其后，掷于地，声大而腾，病者愕顾，而舌收矣。或问其故，先生曰：舌为心苗，心主血，用从其类，必鸡冠者，清高之分，精华所聚也，掷钲于地者，惊气先入心，治其原也以湉按：周真治妇，因产子舌上不收，以朱砂敷之，令以壁外堕瓦盆作声而舌收，此盖从其法化出。

先生治疾，以至之先后为序。一日，忽于众中呼一人前问所患，曰：臂有微肿。视之仅一小疱，先生潜谓同来者曰：此白刃疔，试视其额端已起白色，速归矣，危在须臾。其人方出门，面部白色渐趋口角，未至家死。徐氏子年二十余，四肢不举，昏昏欲寐，食后益甚，莫识其症，先生曰：是见《肘后方》，名曰谷劳，由饱食即卧而得。以川椒、干姜、焙麦芽为丸服之，遂瘳。有食鸦片烟者，遍体发疱，痛痒交作，抑搔肤脱，终日昏愦，语言诞妄。先生曰：此中毒之最甚者，寻常解法，恐不及济。用朱砂一两，与琥珀同研末，犀角磨汁，和三豆汤进之，神志顿清，遍体无皮，痛不可忍，复磨菖蒲、绿豆为粉尘粘席，乃得安卧，不半月愈。胡氏子咽痛气急，勺水不能下，或曰风温，或曰风痰。先生切其脉细微，手足清而脾滑，曰：虚寒喉痹也，用理中汤。观者皆骇相顾，先生曰：急服之，迟将不及，苟无效，余任咎耳。覆杯而平。

吾邑张梦庐学博千里，少工诗文，长精医术，家居后珠村，就诊之舟日以百计，医金所入，半赒亲友，不置生产，惟聚书数万卷而已。时长兴臧孝廉寿恭有文名，张延课诸子，臧亦通医理，尝问张曰：长洲叶氏忌用柴胡，吴江徐氏讥之，先生亦不轻用此味，得毋为叶说所惑？曰：非也，江浙人病多挟湿，轻投提剂，瞑眩可必，获效犹赊。叶氏实阅历之言，徐氏乃拘泥之说，此河间所以有古法不可从之激论也。臧曰：闻先生治疮疡，不用升药，何也？曰：升药即汉之五毒药，其方法见"疡医"后郑注，自来疡医皆用之。然诸疮皆属于心，心为火脏，又南人疮疡皆由湿热，若更剂以刚烈整炼之药，弱者必痛伤其心气，强者必反增其热毒，此所谓不可轻用也。"张生平拯危疾甚多。尤著者，湖州归某，寒疝宿饮，沉绵四年，诸药不应，投一方立效，三易方全愈，兹录于后。初诊云：肝阳郁勃，动心犯胃，久则胃气大伤，全失中和之用，以致肝之郁勃者，聚而为疝，胃之停蓄者，聚而为饮。疝动于下，则饮溢于中，所以居常胃气不振，时有厥气攻逆，自下而上，懊侬痞懑，必呕吐酸绿之浊饮，而后中阳得通，便溺渐行，此所谓寒疝宿饮互为病也。病经数年，宜缓以图之。若得怡情舒郁，当可全愈茯苓三钱、桂枝三分、生冬术一钱半、炙甘草四分、小川连三分、吴茱黄泡淡三分、干姜三分、制半夏一钱、枳实炒五分、白芍酒炒一钱半、生姜三分、竹茹七分。次诊云：寒疝宿饮，盘踞于中，久而不和，阳明大失中和之用，今肠渐通降，屡次所下黑黄干坚之矢，既多且畅，则肠腑之蓄积者得以渐去，肠通然后胃和，此数年来病之大转机也。盖饮疝互扰，皆在阳明，下流壅塞，则上流何能受盛传导？盆满必上溢，此理之易明者也。今宜专与养胃，以渐渐充复其受盛传导之职。机不可失，正在此时。至于痔瘘溺少，皆属阳明，可一贯也党参三钱、橘皮钱半、茯苓二钱、制半夏一钱、麦冬去心钱半、火麻仁二钱、叭杏仁去皮尖二钱、白蒺藜炒去刺二钱、刀豆子炒研三钱、黑芝麻三钱、柿饼煨半枚、白粳米一撮。三诊云：病缠三四年，至今秋才得肠腑通润，燥矢渐来，继以溏润，然后胃脉不致上逆，呕吐止而饮食进。可见阳明之病，以通为补也。今深秋燥令，痔必稍愈，仍宜柔养阳明，以期渐渐充复党参三钱、橘皮钱半、茯苓二钱、制半夏一钱、麦冬去心钱半、秫米二钱、金石斛三钱、枣仁炒研二钱、生甘草四分、驴皮胶二钱、柿饼半枚、荷叶一角。

历代宰相通医理者，伊尹而后，狄梁公、陆忠宣公、范文正公是已。我朝山阳汪文端公亦谙医理，其评吴鞠通《温病条辨》有云：温热、湿温为本书两大纲。温热从口鼻吸受，并无寒症，最忌辛温表散，但当认定门径，勿与伤寒混杂，再能三焦投药，辨清气血营卫，不失先后缓急之序，便不致误。湿温为三气杂感，浊阴弥漫，有寒有热，传变不一，全要细察兼证，辨明经络脏腑、气血阴阳、湿热二气偏多偏少，方可论治。又云：热证清之则愈，湿证宣之则愈，重者往往宣之未愈，待其化热而后清，清而后愈。一为阳病，一兼阴病，难易较然。观此知公学识之精矣。

吾里孔行舟上舍广福善医，治外感尤精，尝云：噤口痢半因误药而成。医者治痢辄用葛根，湿热提入阳明，遂至哕逆不食，变成险症，急投以黄连、干姜，庶克有济。余见近世治外感，不辨手足六经，辄用葛根、柴胡，温病遇之，鲜不轻者至重、重者至死，病家不识药性，以为疾不可治，而不知医实杀之也，可慨也夫！

《续名医类案》云：鲍棣饮年二十余，夏月至歙受热，鼻衄愈后，偶啖梨，遂得吐症，盖肝火而胃寒也。百治无效，闻说吐字则应声而呕。后至吴门就叶氏诊，以其脉沉细，令服附子理中汤，参、姜、附俱用三钱，服后出门，行及半里，觉头重目眩，急归寓，及门而仆，其尊人诮药性，谓必中附毒，亟煎甘草灌之，良久乃苏，后去附子，仍服三剂，吐转甚，再往诊，仍令服前方，遂改就薛氏，告以故，薛用六君子汤，服四剂无验。冬月感寒增咳，缠绵至夏。余偶访知则病剧，询知为向患吐，近复二便秘，已七八日不食，惟渴饮茶水。更医数人，或言令以艾灸脐，俱不应。请诊之，见其面色青悴，脉弦伏而寸上溢，谓此缘脾阴大亏，木火炽盛，又因久咳肺虚，肝无所畏，遂下乘脾而上侮胃，致成关格，幸脉不数，易治也，宜先平其肝，俾不上冲而吐止，斯肺得下降而便行。令以黄连、肉桂各五分，隔汤蒸服饮下，觉吐稍止，即能食糕数块，然二便胀不可支，令以大田螺一枚捣烂，罨于丹田，以物系定，不逾时，二便俱行，所下皆青色，遂霍然而愈。时甲戌五月二十七日也按：甲戌为乾隆十九年，叶天士卒于乾隆十年，诊疾者当是其后人，若出天士手，必不若是。后以六味加减，入沙参、麦冬等，咳嗽亦止，向后常服养荣之剂，吐不复作。余按鲍刊《名医类案》，魏为校正，鲍赋夕阳诗，魏亦和作，二人之交情，非比寻常，盖有由然矣。

上元葛芝山布衣镛，少孤极贫，读书僧寺，遇异人援书一卷，乃岐黄家言，其方甚秘，习之以治者效如神。群小儿戏，一人张口而跳，蹶伏门限，舌断堕地，一人骑门限坐力猛，肾囊破，睾丸坠，葛悉为安之。自朝至日中，门庭如市，口讲手画无倦色，午后携百钱独游，或采药，或看花，或冒雨雪提酒榼，访知己。当道闻名，迎者沓至，则诡曰：葛某穷士，借医苟话，实无伎俩，昨误杀人，群聚殴之，已遁矣。其志趣如此，尤精砭法，凡病赤游风，汗不得发，死者十八九，宜以血代汗，葛削竹夹瓷锋砭之，出血如珠，密排而不流立愈。

盖轻则皮不破，重则肉伤，无第二手也。咸丰癸丑三月，贼陷金陵，胁为内医官不从。十四日既夕，异旧制两棺于厅事，出白金九锭，分赠邻里，且托身后事。遂与妻周氏纵饮沉醉，整衣冠，各入棺，呼其兄子盖而钉之，时夜将半，至四更，闻棺中格格然，盖气始绝也。其友当涂马鹤船学博_{寿龄}，为作诗，余撮其略如此，惜不得其治验方云。

陈载庵_坤，居山阴之柯桥，承其父梅峰先生_灿之传，虚心临证，屡救危殆，犹复广搜书籍，研究忘倦。咸丰丁巳春，访余于武林，相见恨晚，各出所藏秘笈互钞。载庵之长子，幼时喉痛数日，遍体发疱如剥皮状，痛痒难堪，医者不识，载庵焦思无计，忽忆唐笠山《吴医汇讲》中曾载：名曰房疱，须以蜜煎升麻拭摩，若不即疗，必死。乃即如法治之，蜜随涂随消，二昼夜用蜜数升遂愈。其好学之获效有如此。

杭州赵芸阁_泰，勤求医理，洞烛病机。其戚有为医误治，服利湿药以致危殆者二人，赵皆拯治获痊。其一患淋症，小便涩痛异常，服五苓、八正等益剧。赵询知小便浓浊，曰：败精留塞隧道，非湿热也。用虎杖散入两头尖、韭根等与之，小便得通而愈。其一膝以下肿，医用五苓，肿更甚，赵以其肿处甚冷，而面色㿠白，知是阳虚，令服金匮肾气丸而愈。夫南方湿病居多，此二症尤多挟湿者，兹独不宜于利湿药，可知治病不当执一，非学识之精者，焉能无误哉？

吾邑沈吟梅州判_{炳荣}，熟精医理。官直隶时曾治一妇，年二十八，因丧夫而得颠疾，时发笑声。用六味地黄汤加犀角一钱，服二剂即痊。盖笑主心，心生火，心郁则火愈炽而上升，故以此药交心肾，使火熄而病自已也。

古书

医家著书，每为假托之辞，以炫其功能。如窦材《扁鹊心书》，则以为上天所畀；张景岳《全书》，则以为游东藩之野，而遇异人；至陈远公《石室秘录》，乃竟托之于岐天师、雷公，尤属不经。《洪氏集验方》五卷，宋洪景严遵所辑。《本草纲目》采宋人方书甚多，独遗此书，盖失传久矣。嘉庆间，吴县黄尧圃_{丕烈}得宋刻本，乃重刊之，其书始传于世。黄序中谓此书刊成，求序于独学老人谓石殿撰韫玉。有札示余曰：昨所言交感丹，疑用香附太偏重，因查敝处所藏方书，乃是香附一个，配茯神四两，尊钞是香附一斤，窃意香附一个，无一斤重之理，恐系钞胥之误。能再查原本，此固慎重起见。然余即以此方降气汤二条证之，一用半斤，一用五两，是递减用之，原方一斤非误。佞宋之癖如是，并附著之，以质之深于医理者，一正其是非，云：余按用药分两，有君臣佐使之不同。即如此书中苁蓉茸附丸，菟丝子六两，而沉香仅一分，以视一斤四两，更为轻重悬殊。且《瑞竹堂经验方》亦载是方，香附亦用一斤，《本草纲目》收入香附条下，分两悉合，然则黄说是也。

《苏沈内翰良方》沈存中自序有云：世之为方者，称其治效常喜过实，《千金》《肘后》之类，尤多溢言，使人不复敢信。夫《千金》《肘后》，为古方书之佳者，而犹若如此，况其他乎？即如此书中苏合香丸、至宝丹等素称神效，而统观全书，热药居多。至若止吐软红丸之用信砒、巴豆，治惊辰砂丸之用腻粉、龙脑，尤为峻厉，岂可轻视？又小柴胡汤为伤寒少阳证主方，而此书以为赤白痢尤效，且谓痢多因伏暑，此药极解暑毒，凡伤暑之人，审是暑喝，不问是何状，连服数次即解。是欲执此方以治一切暑喝症也，不又为圣散子之贻祸于世乎？是知方书非无可取之处，而不能尽善，在人精心审择，以定弃取耳。

宋董汲《旅舍备要方》，《四库全书题要》云：汲因客途猝病，医药难得，集经效之方百有余道。内如蚰蜒入耳，及中药毒，最为险急，而所用之药至为简易。其杂伤五方，古书中不少概见，今亦罕传，尤见奇特，盖古所谓专门禁方，用之则神验，至求其理，则和、扁有所不能解，即此类也。今录其方以备用：治蚰蜒入耳，胆矾末一匙，以醋少许滴灌之，须臾虫化为水。解中药毒并虫毒，闷乱吐血烦躁，甘草一两生用、白矾五钱、生延胡索一两，上为细末，每服半钱，水一盏，煎至六分，去滓，放冷细细呷之。杂伤：治火伤被火烧处，急向火灸之，虽大痛强忍之，少间不痛不脓。治犬马啮及马骨刺伤人，及马血入旧疮中方：取灰汁热渍疮，常令汁器有火，数易其汁，勿令烂入肉，三数日渍之，有肿者，灸石令热熨之，日二次即止。治蛇咬久不效及毒气内攻疮痛方：雄黄、白矾等分研就，刀头上爆令熔下，便贴咬伤处，自瘥。治道涂大醉仆地，或取凉地卧，为蛇入人窍方：见时急以手捻定，用刀刻破尾，以椒或辛物置破尾上，以绵系之，少刻自出，此蛇有逆骨，慎不可以力拔之，须切记。壁镜咬人立死，治之方：槟榔不拘多少，烧灰存性，先以醋淋洗，后以醋调贴之。又一方甚平易可用，并录之：治跋涉风雨，或道路误为细尘眯目，隐痛不能视物，随所眯目以手分开，自以唾搽之即愈。

偶从友人处见张叔承三锡《医学六要》眉间评语甚佳，惜不知何人手笔，摘录数条于此：惟痰最易忽略，鄞医周公望治谢时素三十年不愈之痰，用滚痰丸三服顿除。又治一梦遗几死，百补不愈，以滚痰丸一两行之即愈。

葛可久补髓丹，黄蜡与鸡同用，此二味不宜并食，录有明禁，当删去。一人嗜酒，醉后服葛花即解。一医曰：此人不久矣，疏利太过也。果以风痹死。吞酸一症，东垣作寒证，河间、丹溪作热论，世人因有标本之说分属之。吾辈固当兼参，然治常得芩、连症，用姜、桂者甚少，岂东垣之法可废哉？缘俗医治病，初多用温散，久久寒化为热，未有不从热治者耳。一娠妇小便偏数，多而溺少，涩而不通。余用补中益气汤吞六味丸四钱愈，《医贯》法也。次日令再服，病人以不惯丸药，且谓地黄泥隔，遂止。越二日病复作，必欲易一方，因以清心莲子饮与之，一服效。后视《伤寒准绳》，知古有成法也。妊妇转胞，由胎压膀胱，大抵虚陷所致。薛氏以补中益气汤举之，较丹溪四物、四君、二陈煎服探吐为稳。杭医陈月坡治鄞谢宣子室人，一剂而通。盖清气之陷，总因浊气不降耳。升之则降矣，降之则升矣。催生如柞木饮、兔脑丸、通明乳香等法，俱不足存，只一味独参汤妙甚，余第四女难产一昼夜，服参半斤而生。高鼓峰每用参、芪各一两，当归五钱，川芎三钱，冬月加桂以温之。

《四库全书·医家类存目》：《药镜》四卷，浙江巡抚采进本。《题要》云：明蒋仪撰。仪字仪用嘉兴人，正德甲戌进士，其历官未详。是编前后无序跋，惟凡例谓《医镜》之镌，骈车海内，今梓药性，仍以镜名云云。此书余于咸丰七年，从武林书坊得刊本四卷，乃与王宇泰《医镜》四卷有仪用崇祯辛巳序文合刻者，前有仪用之弟云章彦文氏顺治丁亥序，及仪用康熙二年自序。各卷首刊嘉善蒋仪纂定，常醴参订彦文之序，谓仪用负宏济苍生之愿，出入场屋，见刖执事，郁郁不得志，以为无爵位而有功名，可以遂我宏济之愿者，莫若业医。若遍访名宿，遂得宗旨于王宇泰先生，发其枕秘，有《医镜》一书，镌传海内，学人奉为指南矣。然而用克镜医，必先镜药。岁在乙酉魏塘春夏，为弘光元年，魏塘秋冬，为顺治之二年，民之死于兵、死于疫者，盖踵相望。仪用侧处北村，恻然心伤，益无意章句，乃集古今药性全书，并诸名家及金坛用药秘旨，手自删订编辑，缀方给药，全活乡党贫人。又与常子馨逸互相考论，砥琢词章，协以声韵，成书四卷，名曰《药镜》。又云：仪用近葺蓬编茨，驱儿辈及僮仆，督耕陇上，暇时买药归来，悬壶街市，袖古今医说，研穷探味，云以自老。据此，则仪用应试而未尝登第入本朝，业医以终，《题要》所云，乃据采进本之辞耳。及考《嘉兴府志·撰述门》，只有卜祖学《药镜》，无仪用名，当亦有误，特识于此，为吾郡征文献者告焉。

张介石谓《医贯》以六味治伤寒，其言如鸩。叶天士谓景岳以大温中饮治温邪时疫，言滋阴可以发汗，真医中之贼。盖赵氏喜用六味，张氏喜用参、桂，立言一偏，遂滋流弊。今二书盛行于世，读者必详察其失，而节取其长，斯可矣。

《史载之方》二卷，即《直斋书录解题》所云蜀人史堪《指南方》也。此书世少传本，余从新城罗镜泉学博以智借得钞本录之，洪景严《集验方》曾记载之，治妇人气块刺痛二方，兼及其治验，盖亦能医之士也。然其书中之方，大半皆麻黄、独活、附子、官桂等药，其治疫毒痢之通神散，用麻黄、官桂、甘草、川芎、白术、细辛、独活、桔梗、防风、芍药、白芷、牡丹皮、牵牛；第二方用诃子；第三方用硫黄。杨子建袭之，改为万全获命三方，并袭其说，如寒邪犯心，水火相战，所以先发寒热；水火相犯，血变于中，所以下赤痢云云。孔以立《痢疾论》深诋之，斥为不经之说，又谓不辨人体之强弱、脉息之虚实，擅用麻黄、术、桂、牵牛、诃子、硫黄，实乃杀人之事。其论良然。

宋灵泉山初虞世《古今录验养生必用方》，人间绝少。咸丰初年，杭州吴山陶氏宝书堂书坊偶得宋刊本于四明，湖州丁宝书以钱六千购之去。余友罗镜泉亦喜搜奇书，闻之大惊，急从丁君强借钞副本，余因得录一册。按《郡斋读书后志》谓是十六卷，《直斋书录解题》及《宋史·艺文志》谓是三卷，《通志·艺文略》亦云三卷，又有《续必用方》一卷。此册分上、中、下三卷，前有绍圣五年宗室捐之重刊序文，书中记传方之人甚多，皆详其出处行谊，知亦有心人也。卷首论为医一条云：用药之法，先审有害无害，苟能无害，是为有利，盖汤丸一入不出，人死岂可复生？历劫长夜，永为冤对，无有免离。仁者鉴此，岂不勉旃？语简旨深，可为医门药石。

张戴人治病，专用汗、吐、下，然则其时病者竟无虚症当补者乎？医术虽高，不谓之偏不得也。其医业中往往不详脉象，此出自麻知几辈之手，不免多附会失实，至如治劳嗽，治虚劳，治冻疮，皆以舟车丸、浚川散大下之；治临产病喘，以凉膈散二两、四物汤二两、朴硝一两，煎令冷服，且谓孕妇有病用朴硝，八月者当忌之，九月、十月内无碍，其说皆未可信。

雷公、扁鹊，皆上古时人，战国时秦越人慕扁鹊学，因称扁鹊，迨后宋雷敩《炮炙论》亦称雷公。窦材《心书》亦称扁鹊，《炮炙论》之称雷公，乃后世所传讹。《心书》之称扁鹊，则材直以之自称。从来著书家，未有如此夸大者。

秀水殷方叔仲春《医藏目录》一卷，就其生平所见医书，自上古以及近世咸载焉，分为二十函，函各数十种，首曰无上函，自《内经》《神农本草》《难经》诸书，外兼及《易经》《洪范》《繁露》，盖本孙思邈大医须兼识阴阳卜相之意。同时平湖陈懿典为作序有云：方叔研讨方药，治病称神，户履常满。然萧然环堵中，不走五都，不游大人，而《医藏》一编，网罗悉人间未睹之书，议论阐古人未发之旨。考《嘉兴府志》方叔有传，在《隐逸》门，是殆精于医而不以医名者，方叔又能诗，有《安老堂集》，惜未得见。

宋董氏琏《卫济宝书》，吴晓钲得袁永之影宋定本二十二篇，完善无缺，视文劳同本多三之一。后有续添方，乃元人所辑，不知名氏。方多佳者，摘录于此：治毒蛇咬，先以麻绳扎伤处两头，次用白芷细末掺于疮口，以多为妙，仍以新汲水调下半两许，毒气自消。一方用热酒调下。诸方皆用麦冬水，盖欲先护心气也。系瘤法兼去鼠奶痔出《集验方》，真奇捷也，芫花根洗净带湿，不得犯铁器，于木石器中捣取汁，用线一条，浸半日或一宿，以线系瘤，经宿即落，如未落再换线，不过两次自落，后用龙骨并诃子末敷疮口即合。依上法系鼠奶痔，屡用得效。《苏沈良方》亦有用蜘蛛者，然费力，不如此径捷。如无根，只用花泡浓水浸线亦得。赵氏尝用以系腰间一瘤，不半日即落，亦不痛。二圣散治咽喉风热缠喉、一切肿毒，鸭嘴胆矾二钱半，白僵蚕半两去丝嘴，共为细末。每用少许，以竹管吹入喉中，立效。来苏膏治惊邪风痫、心恙狂乱，积热痰涎上冲、破伤风搐牙关不开，无问远年近日，并皆治之。用干圆肥好无蛀皂角，去皮、弦、子捶碎，用清净酸浆水一碗，春秋浸五日，夏浸二日，冬浸七日，搓揉去滓澄净，用瓷器内以文武火熬成膏药相似，摊以新夹纸上阴干，遇病人用时，取手掌大一片，用温浆水化于瓷器内，将病人扶坐，用竹苇筒装药水，扶起病人头，吹入左右鼻孔内，扶定良久，涎出为验，此药治愈病患不计其数。大德六年，有行御史台彻里大夫舍人一十四岁，因风热痰涎潮搐，牙关紧闭，不省人事，二台医治疗无门，有台掾李受卿收此妙药，依法吹入左、右鼻孔内，须臾痰涎出及一碗余，立苏。

今书

魏玉璜先生之琇《续名医类案》，余既借录阁本全部，后又假得魏氏家藏抄本，校勘一过，并视阁本多所更正。前有杭太史世骏、余太史集序文并目录。后有魏铁跋。海宁王孟英士雄《潜斋医话》谓卷首无序无目，殆只据阁本言耳。今录跋语于此，云：《续名医类案》六十卷，乃先君校刊汪氏《名医类案》而成，较篁南所辑为尤备。是书之优劣，提要、序文论之详矣，余小子不敢赞一辞。书中兼援江氏例，临证诸案附见焉。乾隆甲午岁，恭逢朝廷开四库全书馆，父友朱先生明斋携此册入都，亟录副详校以进，幸蒙采录，此千载一时之恩遇，得以借传不朽。原本仍发还本家，敬谨收藏。馆上指驳数条，谨更正焉。经进后，鲍氏知不足斋拟刊未果。原本为先人手泽贻留，未敢出以示人，兹慎选楮毫，精钞全部，详校装璜，以冀当代大人君子布金刊板，广播艺林，诚于身心有裨，铁又何敢为独得之秘耶？时嘉庆丁丑冬日，临江草堂后人魏铁盥手拜跋。

张景岳偏主温补，尊而信之者不少，近日攻击之者亦复有人，如叶天士、魏玉璜、章虚谷、陈修园，其最著也。叶天士《发挥》一书，尤为深切详尽。究之景岳之重扶阳，时势适然，亦以救弊，学者循览其书，必当与《发挥》参观，斯不为其所误。惟《发挥》为家藏之板，久不印行，余历年搜访，至丁巳岁，始于吴门购得一部，惜力绵未能重刊广传也。

如皋顾晓澜学博金寿，少擅才藻，壮岁贡入成均，屡困秋试。年四十，南归秉铎，遂绝意功名，专精医理，每遇宿学名师，不惜虚怀就正，求其精微。治一证必刻意精思，寝食俱废，方定，卒起沉疴。晚岁弃官，家于吴门，求治病者踵相接，门第子汇录方案，因选择百条付梓道光乙酉秋镌，名曰《吴门治验录》。其治病每用人所不恒用之药而奏捷效。妇女解郁调经，则以合欢皮煎汤代水；妇女反胃痰饮，则用东壁土墙、白螺蛳壳，入黑驴溺，连土阴干，研末入药。盖黑驴溺入肾，阴中至阴，善通水道，取其引火下行，最为神速。但气味过臊，胃虚者格格不入。白螺蛳能于水土中潜行成道，且可化阳明郁痰，通厥阴郁火，又得东壁土拌而阴干，既无气味，更得殊功。又治痰迷心窍，忽于数日所读之书皆不记忆，用茯神五钱、远志肉钱半、制半夏钱半、陈皮一钱、九节菖蒲五分、陈胆星五分、珍珠母三钱、生甘草五分，以惜字炉灰一两煎汤代水，煎服。获效，去胆星，加生益智仁一钱、醋煅灵磁石三钱，十服全愈。盖养营开窍化痰，特以字纸灰作引，复加益智启聪明，磁石交心肾，医以意会，亦由善思而后得之也。

吴县薛瘦吟福，能诗，精医理。流寓秀水之王江泾，著有《瘦吟医赘》，附录诗十数首，其自书吟稿后云：离家十载感华颠，一检奚囊一黯然。未必书坊有陈起，江湖诗好定谁怜。语殊清婉。吴江李显若王猷《闻湖诗续钞》，谓瘦吟治疾疏方，雄谈惊座，惟执于用古，持论虽透澈，而服其药者往往不效，以故门可罗雀，釜或生尘。年七十余，穷困以终。然观《医赘》所言，非尽不合时宜者，如云：今之伤寒，皆温热病也。若太阳之麻、桂、青龙等症无有也。初起只须葱豉合凉膈散散表邪，兼清里热，令其微汗而解。又云：看温病先验舌之燥润，以渴不渴为要诀。又云：暑疟多燥，其治在肺，重者人参白虎，或竹叶石膏加厚朴；轻者杏仁、滑石、蔻仁、丝瓜叶、芦根、米仁之属。湿疟多寒，其治在脾，宜苓、桂、术、姜，或消暑丸之属。又云：吾吴前辈吴正功，只教人看《医方集解》；徐炳南晚年，案头只两本《广笔记》；青浦吴元常以《临证指南》为枕中秘；角里牛孚亭于《己任编》亦然。可见心得处不在多也，然无心得者不得以此借口，欲求心得，正非多读古书不可，盖不博亦断不能约也。此皆可为医学津梁，而其治病乃如此，俗所谓行医须运气者，殆非诬欤。

《医赘》所列单方有绝胜者，录之以广其传。取鲜合欢皮两许，煎服，治鸡盲颇效。吐蛔，瓦松炙存性等分，研细，和入制过炉甘石内，敷烂弦风眼，极有神功。凤尾草根背有金星，又名金星草洗去泥，打烂，同鸡子清研和如膏，入麝香少许，后敷脐上，一日一换，小便即长，退水肿甚速，不动脏腑，信良方也。疥疮，每日煎鲜首乌一两、川草薢五钱，服一二十剂，重者二三十剂，无不效。小儿小水不通，胀急欲死，囫囵莲房一只，煎服即通，鲜者尤妙。金蟾化管丸：水银三钱、雄黄一两、大蟾一只、银硝一两、明矾一两，先以水银、雄黄用火酒二斤，渐煮渐添，酒尽为度。其末用纸包好，取大蟾去肠留肝、肺，以药纳入缝好，另银硝、明矾研末，入阳城罐，加水半茶钟，加火上熬干于底，放地中，入蟾于内，升文火二枝，中火一枝，武火一枝，候开看，刮下灵药，用蟾酥汁为衣，如芥子大。凡管用一丸，放管口外，盖膏药，自人至底，虽弯曲处能到，嫩管自化，老管自退，七日见效。如不全退，再用一丸，无不除根。老马兰头饱吃，可治内痈。鼓证湿邪入络居多，消滞利水，徒伤气分，焉能奏绩？方用新绛钱半、蜣螂虫二钱、延胡索钱半、丝瓜络一枚、淡木瓜钱半、川通草一钱、路路通十枚、生米仁八钱、陈香橼皮半只、干佛手三片、川郁金一钱、远志八分，即此数味，出入加减，自能奏捷。至消滞莫如红曲、鸡内金，达下莫如车前子，降气莫如苏子、川贝。又瘦吟自载医案云：尝治一徽商，积虚痰喘，用金水六君加熟附、细辛、五味，煮米仁浆丸，外用水澄半夏、生姜二粉为衣，终剂，而十余年之病如失。后治数人，并效如神。

程氏钟龄《医学心悟》，篇幅虽隘，其方颇有佳者。余戚李氏妇患噎症绝粒，诸药不效，医告技穷，奄奄待毙。余检此书启膈散，令煎汤服之北沙参三钱、丹参三钱、川贝二钱、茯苓钱半、砂仁壳五分、广郁金五分、荷蒂二个、杵头糠五分，四剂而能纳食，去郁金，加蒌皮一钱，服四剂，复加味调理全愈。

南海何西池梦瑶《医碥》，余遍求之苏、杭书坊不可得。丁巳冬日，从严兼三借录一部。西池少负才名，学士惠公，称为南海名珠，生平笃嗜医学，成进士，为宰官不得志，乃归田行医。所著《医碥》七卷，刊于乾隆十六年。自序有云：或曰方今《景岳全书》盛行，桂附之烈，等于昆冈，子作焦头烂额客数矣。人咸谓子非医病，实医医。是书出，其时医之药石欤！碥当作砭，余笑而不敢言。凡例有云：河间言暑火，乃与仲景论风寒对讲；丹溪言阴虚，乃与东垣论阳虚对讲。皆以补前人所未备，非偏执也。后人动议刘、朱偏用寒凉，矫以温补，立论过当，遂开酷烈之门。今日桂、附之毒，等于刀锯，梦瑶目睹其弊，不得不救正其失，初非偏执，书中时出创解，颇有裨于医学。

钱塘赵恕轩学敏《串雅内外编》，皆走方术。谓走方之药上行者曰顶，多主吐；下行者曰串，多主泻；顶、串而外，则曰截。截，绝也，如绝害然。此即古汗、吐、下三法也。又谓走方有三字诀，一曰贱，药物不取贵也；二曰验，下咽即能去病也；三曰便，山林僻邑仓卒即有。能守三字之诀，便是能品。其自序谓：幼嗜岐黄家言，性尤好奇，闻走医中有顶、串诸术，操技神而奏效捷，以此获食，其徒侣多动色相戒，秘不轻授；又多一知半解，罕有贯通者，以故欲宏览而无由。宗子柏云，挟是术且老矣，戊寅航海归，质其道，皆有奥理；顾其方，旁涉元禁，琐及游戏，未免夸新斗异，为国医所不道，因取其所授，重加芟订，存其可济于世，合余平昔所录奇方，汇成一编，名曰《串雅》。不欲泯其实也，并矫奇而归于雅，使后之习是术者不致为庸俗所诋忌云云。然观其所载，多兴阳之方，大半热药，如天雄、附子、草乌、肉桂、硫黄、阿芙蓉、淫羊藿、鹿茸、蚕蛾等味，用之必致为害，且导人以纵欲，亦非大雅所当言也。此书无刊本，好事者若以付梓，当更为芟订，庶几尽善。

傅氏女科书，道光丁亥张丹崖凤翔序刊，近复刊入潘氏《海山仙馆丛书》。王孟英谓文理粗鄙，剿袭甚多，误信刊行，玷辱青主。余观此书，措辞冗衍，立方板实，说理亦无独得之处。尤可怪者，解妒有饮，谓可以变其性情，荡鬼有汤，且假托乎岐天师，更列红花霹雳散。成此书者，当是陈远公之流，而其学更不如远公，乃女科书之最下者。

《疡医大全》搜罗浩富，而不及房疮见"今人门"陈载庵医案。房疮出《肘后方》，采入《本草纲目·蜜门》；《松峰说疫》纪载详备，而不及肉行见"古人门"钱国宾治案，可见著书之难。而习医者当博览群书，不得拘守一家之言，谓已尽能事也。

无锡沈芊绿金鳌《要药分剂》十卷，准徐之才十剂分类。凡四百余品，皆寻常日用必需之药，故曰要药。其宣剂五灵脂注云：寒号虫，四足，有肉翅，能飞，但不甚远，此虽名虫，既能飞则属鸟类矣。从前本草书多列虫部，恐非是，今故次于禽鸟之例。余按五灵脂自虫部入禽部，始于《本草纲目》，岂沈未之见耶？

会稽章虚谷楠《医门棒喝》，谓春温症以黄芩汤为主方，必加柴胡、葛根为使，以邪伏少阴，乘少阳上升之气而发，郁勃既多，骤难宣达，其火内溃，或作暴泻，外灼则肢体疼痛，上炎则头痛喉痛，故加柴胡达少阳之气，再加葛根，入阳明而止渴解肌，则汗泄而热去。或见其热盛，过投寒凉，遏其欲出之势，热反甚而难退矣。窃思春温由于冬不藏精，热邪既炽，真阴必伤，何得更以柴、葛升提其阳，重耗津液，即欲宣达，加薄荷、牛蒡子、香豉等足矣。间有需柴、葛者，亦属偶然，不可云此症必加柴、葛也。《景岳全书发挥》，世皆知为叶天士之书，按武进曹畸庵禾《医学读书志》谓此书为梁溪姚球所撰，坊贾因书不售，剜补桂名，遂致吴中纸贵。又谓陶氏《全生集》，山阴刘大化所撰，《本草经解要》《医效秘传》《本事方释义》，皆伪托叶氏。余观数书中，《景岳全书发挥》为最胜，惟尽情斥詈之处有伤雅道，知其非天士手笔也。

昌邑黄坤载元御，少耽典籍，三十岁左目红涩，为医误治，过服凉药失明，遂发愤习医，穷究义蕴。著书甚富，然渺视千古，毁谤前人，其作《素灵微蕴》，谓仲景而后惟思邈真人不失古圣之源。其余著作如林，无一线微通者。惊悸之症，在伤寒皆得之汗多阳亡，为少阳相火郁发，或以汗下伤阴，甲木枯槁，内贼戊土，乃有小建中、炙甘草证，重用芍药、生地以清相火。至于内伤虚劳，惊悸不寐，俱缘水寒土湿，神魂不藏，无相火上旺而宜清润者，即偶有之，而脾肾终是湿寒，严用和冒昧而造归脾之方以补心血，薛立斋又有丹皮、栀子加味之法，张景岳、赵养葵、高鼓峰、吕用晦更增地黄、芍药之辈，复有无名下士，作天王补心丹，肆用一派阴凉，群儿醉梦不醒，成此千秋杀运，可恨极矣。夜热之症，因阴旺湿土，肺胃不降，君相失根，二火升泄，钱仲阳乃作六味汤丸以滋阴亏，薛氏推广其义，以治男女劳伤、各种杂病。张氏、赵氏、高氏、吕氏祖述而发扬之，遂成海内恶风，致令生灵夭札，死于地黄者最多，其何忍乎？下至二地、二冬、龟板、黄柏诸法，不可缕悉。究其源流，泄火之论发于河间，补阴之说倡于丹溪，二悍作俑，群凶助虐，莫此为甚。足之三阳，自头走足，凡胸胁壅满，上热燔蒸，皆足阳明少阳之不降也，李东垣乃作补中益气之方，以升麻、柴胡升胆、胃之阳，谬矣，而当归、黄芪，亦复支离无当。风寒之症，仲景之法备矣，陶节庵作九味羌活之法，杂乱无律，而俗子遵行，天下同符云云。黄著作繁富，时抉精奥，惟所定诸方偏于扶阳，遗精症谓土湿阳衰，生气不达，乃用桂枝、附子；堕胎症谓命门阳败，肾水渐寒，侮土灭火，不生肝木，木气郁陷而贼脾土，乃用干姜、桂枝充其类。将生人绝无阴虚火旺之症，是徒知责人，而不知责己矣。

余杭稽留山石云院彻尘上人，以其家传经验奇方济世活人。年老惧失传，悉付之梓，名曰《石云选秘》，凡二卷。书中有接骨神方，用闹杨花子，烧酒浸一夜煮酒，每服二分，亦可蒸透晒干为末，入虎骨五分，早上服，午间骨响，接上神效。余以庠说：天台叶氏售跌打损伤药致富，甚秘其方，后为佣工人窃得以传，乃用闹杨花子置灶边，得烟气熏蒸二三年后，研为末，收藏勿泄气。每服二三分酒下，治损伤立效，但力猛不可多服，石云方正与此同。

归安江氏涵暾《笔花医镜》，谓程钟龄《女科》一卷，悉从诸大家论说中斟酌尽善而出之，字字毫发无憾，并无近时《临证指南》等纤巧习气，故依治每收实功。不知《临证指南》虽成于叶氏之门人，采录冗繁，诚为可议，然其审证立方，实多可法可传。即如女科之症必主奇经，洵能独出手眼，遵而用之，鲜不获效。程氏书岂能见及此耶？是故读程氏书可与立，不若读叶氏书可与权也。

秀水钱彦矅处士经纶，居王江泾，康熙间人也。医术精核。有人仲冬病寒，诸医杂治不效，独处士言伏暑，投青蒿一味而愈。治病受值，必视其贫富，贫者常谢不受，富人以厚币远来，则又却之，且谢曰：若币重，不难致他医，何必我？我邻里孤穷疾病者若而人，待我诊治安能舍之他适哉！或道逢他方人问钱先生安在？辄应曰：死久矣。用是名不出乡里，而贫亦如故。殁后乡人相传为土地神，历百余年未尝著灵怪，而祷祠下者不绝，盖隐君子之有德于乡间者也。著有《脉法须知》三卷，咸丰五年，其同里计二田上舍光昕，为锓板以传，贻余读之，盖荟萃诸家之说，而出之以精确，非积学有得者不能也。其《问法要略》一篇，语约而意详，胜于张景岳之《十问》，备识于此：入国问俗，入家问讳，上堂问礼，临病问便，慎之至也。问男女老幼贵贱得病何日，受病何从，饮食便利，情怀劳逸，今昔何如，曾服何药，日夜起居，寤寐有无，痰嗽呕噫，胀闷汗渴烦悸，头目耳鼻口咽喉胸胁腰背腹痛，手掌冷热，喜恶寒热，膝酸足肿，曾患何疾，疮伤中毒，瘀血病久，或汗下过伤，所嗜何味何物，或纵酒，或长斋，或房室，或泄滑，问妇女月水，有孕果动否。寡妇室女气血凝滞，两尺多滑，非胎也。心腹痛当问新久，懒言惟点头，中气虚也。昏愦不知人，或暴厥，或久病；妇人僵厥，多中气，宜辨之。小便黄赤为湿热，清之渗之，小便色白，无热也，不可治热，利则气顺，涩则痰滞，重坠牵掣为虚，烦闷拘急为实；喜热恶利为虚，喜利恶热为实。

　　嘉善名医俞东扶先生震《古今医案按》十卷，乾隆四十三年自序刊行，其书选择简严，论说精透，可为医林圭臬，惜坊间流传甚少。道光时重修《嘉兴府志·方技门》，不为先生立传，《撰述志》亦不载此书，缺点也。其书甚推尊叶氏，所录治案，多《临证指南》所未载，卷三《痢门》有曰：嘉善一妪，常便血，时发时止，至五旬外，夏月便鲜血，里急后重，时或不禁，脉软不数。用五苓、建中转甚。因向宜凉血药，仍以四物加槐、榆、楂、曲，亦无效。叶天士先生以生苍术、生厚朴、炒陈皮、炙甘草、鸡内金、砂仁壳、丁香柄丸服全愈。又有一童子久痢，叶亦用此方全愈。人不解其故，震读徐春圃《医统》，因见此方，名醉乡玉屑，治小儿食瓜果致痢久不愈，乃服先生之典博也云云。余尝以此方加车前子、泽泻，治食伤水泻，亦多获效。

　　吴恕《伤寒指掌》十卷，见殷方叔《医藏目录》；皇甫中《伤寒指掌》十四卷，见《四库全书·医家类存目》。二书皆少传本。嘉庆初，苕南吴坤安贞，又著《伤寒指掌》四卷，以南方近日之伤寒大半属于温热，治法与伤寒不侔，伤寒入足经，而温邪兼入手经，伤寒宜表，而温邪忌汗，伤寒药宜辛温，而温邪药宜辛凉，苟不辨明，必有误治，故其书既述六经本病，而特参以温热立论，兼及类伤寒之症，先古法，后新法，条分缕晰，既精且详。余从乌程邵蔼人茂才楠借录一部，为蔼人之尊人仙根先生所评择，阐发曲畅，令阅者心开目明。仙根先生治病二十余年，屡拯危笃，盖得力于此书为多。

　　本朝医学极盛，医书亦大备。伤寒之书，喻嘉言《尚论篇》、柯韵伯《来苏集》、王晋三《古方选注》俱独出手眼，直抉心源。伤寒六经兼诸症，柯氏发其端；温热等病究三焦，叶氏宣其旨。苕南吴坤安荟萃群言，勒为成书《伤寒指掌》，而伤寒之学无余蕴矣。杂病之书，首称叶天士《临证指南》，而张石顽《医通》、秦皇士《证因脉治》次之。他若吴鞠通之温《温热条辨》，戴麟郊《广温疫论》、刘松峰《松峰说疫》、余师愚《疫症一得》之疫，吴师朗《不居集》之虚劳，萧慎斋《女科经纶》、沈尧峰《女科辑要》之女科，程凤雏之幼科《慈幼筏》，叶大椿之痘科《痘学真传》，顾世澄之外科《疡医大全》，皆突过前贤。本草之书，刘若金《本草述》、卢子繇《本草乘雅半偈》、倪纯宇《本草汇言》、张隐庵《本草崇原》、张路玉《本经逢原》、邹润庵《本经疏证》、赵恕轩《本草纲目拾遗》，罔不领异标新，足资玩索。医案之书，魏玉璜之博大《续名医类案》，俞东扶之精深《古今医案按》，顾晓澜之灵巧《吴门治验录》，并堪垂范来世。辨正之书，徐灵胎之《医贯砭》，孔以立之《医门普度》，刘松峰之《温疫论类编》，姚颐真之坊贾假托叶天士，其实乃姚所撰也，均可觉迷振愦。单方之书，毛达可之《济世养生集》《便易经验集》，亦为医门珍笈，其余著述如林，尚难悉数。有志于学者，诵习古书，而又潜研诸家，弃驳取纯，融会而贯通之，何患道之不明、不行乎？

　　高丽康命吉《济众新编》，采集众书而成，无甚创解，惟新增管见一条，论服人参、附子之害，语特精当，足以警世，录之：无论大人、小儿，人参、附子用之于热在阳分，则其害立死，医者即觉；若用之于热在阴分，则外似无害，或至数两而死，或致数斤而死，死亦不悔，医者、病者终不觉悟。盖病在阴分，用热药熬尽其津液，然后命尽故也。如此死者，频频见之。

　　西国医士合信氏《西医略论》，略内症而详外症，其割肉、锯骨等法，皆中国医人所不敢用者，内治之法亦与中国异，如治疟用信石酒，霍乱用雅片膏、樟脑滚酒和服，使中国医人用之悖矣，其诊脉至数验以时表，取其旋运有准，谓华人用鼻息呼吸，恐有迟速长短，不如时表之准也。

　　吴门顾松园靖远，少日有声黉序，后因父患热病，为庸医投参、附所杀，于是发愤习医，寒暑靡间者阅三十年，求治者踵相接。曾供直御医院，以亲老归。著《医镜》十六卷，徐侍郎秉义为之序，称其简而明，约而该，切于时用而必效，非虚语也。尝治汪缵功患时感症，见症属阳明，因立白虎方，每剂用石膏三两，二服热症顿减。郡中著名老医谓遍身冷汗，肢冷发呃，非参、附勿克回阳，诸医和之，群哗白虎再投必毙。顾引仲景热深厥亦深之文，及嘉言阳症忽变阴厥，万中无一之说，谆谆力辩。诸医固执不从，投参、附回阳敛汗之剂，汗益多而体益冷，反诋白虎之害，微阳脱在旦暮。势甚危，举家惊惶，复来求诊，顾仍用白虎，用石膏三两，大剂二服，汗止身温，后仍用前汤加减，数服全愈。遂著《辨治论》，以为温热病中宜用白虎汤此说与余师愚《疫症一得》

冷庐医话（节选）

卷二

141

相合，学者当参观之，并不伤人，以解世俗之惑。顾有秘方，载在《医镜》，一为治膈再造丹：川黄连二两去毛细切，用水九碗，煎至六碗，又加六碗，煎至三碗，下赤金一锭，重二两，纹银一锭，重二两，浸汤内、大田螺五十枚仰放盘中，以黄连汁挑点螺眼，顷刻化为水，用绢滤收、莱菔子煎汁、韭菜汁、侧柏叶汁、梨汁、竹沥、童便各小半碗、人乳、羊乳、牛乳各一大碗，将黄连水同金、银、田螺汁煎至碗半，次下莱菔汁煎至碗半，次下韭汁，次下侧柏叶汁，次下梨汁，次下竹沥，次下童便，俱以煎至半碗为候，将金、银取起，下人乳煎，次下羊乳，次下牛乳，俱以煎至一碗为候，成膏，入瓷罐内封口，埋土内一夜。每用一茶匙，白滚汤下，极重者三服全愈。如汤水不能进者，将膏挑置舌上，随津咽服，自能饮食。然愈后须食糜粥一月，方可用饭，此方清火、消痰、去瘀、滋阴、养血、润燥、得之何氏按京江何培元《济生方》中有此方家传，谓能挽回垂绝之症，故以再造名之。一为治痧硫矾丸：明矾、硫黄各四两，先将二味为末，用豆腐浆在砂罐内煮一昼夜，取出，去豆腐渣仍入罐，微火熬至干燥，贮入瓷瓶，埋地深三尺，三日后取出，矾、硫化紫金色，最下一层有渣泥不用。再将茯苓、山药各三两，同蒸晒露一宿，酒炒当归、白蒺藜各四两，乌药、半夏炒各三两，杏仁焙一两半，陈皮去白、炒小茴香各一两，以上各药共研细末，枣泥为丸。清晨盐汤下一钱，临卧白汤下一钱。此方为断除痧根之神剂。有人病痧十年，或十日，或一季、半年，时一举发，痛不可忍，叫喊惊人，甚即晕去，或用探吐，或用醋炭熏搐，略得解醒，不能断除，后用此丸数服，而病霍然如失。此症深入骨髓，百无一救，幸得此方，竟可起死回生，且余屡经试验，其效若神，真千金不易之圣药，故亟为表示，以公诸世。顾又有治虚劳方，用生地、熟地、天冬、麦冬、龟板、桂圆、玉竹、茯苓、人乳、山药，《吴医汇讲》乃属之汪缵功，方中增入牛膝一味，岂顾著《医镜》一书，为汪氏所窃取耶？附志于此，俟后之君子详考焉。《医镜》一书世无刊本，其中自制方佳者甚多。己未岁，从直隶李参军晋恒假录全部，庚申，杭州遇乱失去，深可惋惜。

咸丰戊午冬月，吴晓钲应京兆试归，寄我《齐氏医案》六卷，乃四川叙州齐有堂秉慧所著，自序作于嘉庆十一年。内有效方数则，录之。救劳杀虫丹：鳖甲一斤酒醋浸透，茯苓五两，熟地、山药、沙参、地骨皮各一斤，山萸肉八两，白芥子、白薇各五两，人参二两，鳗鲤鱼重一斤余或二斤更好。先将鳗捣烂，和前药为细末，粳米饭碾成丸，梧子大。每夜五更时洗脸，北面向天念北斗咒北斗咒云：瘵神瘵神，害我生人，吾奉帝敕，服药保生，急急如律令。七遍，即以开水送丸五钱。服毕，南面吸生气入腹中，烧降香置床下。午时又根据前法吞服。曾以此法治曹三思，服至半料，虫尽化水，由小便下，状若稀糊。半载而康，连生五子。按《仁斋直指》劳瘵方有北斗咒，其辞相同，其药则异，又有用天灵盖并咒，不若齐氏方之纯正。神应散：治时气缠喉，水药不下，牙关紧闭，不省人事等症。余以此方活人甚多。修合之，佩以济人，德莫大焉。用明雄黄_{水飞}、枯矾_{煅研}、藜芦_{生用}、牙皂_{炙黄}等分为末，磁瓶收贮，每用豆大一粒，吹入鼻内，取嚏吐痰神效。神仙通隘散：治咽喉肿痛，生疮声哑，危急之甚，并治虚劳声嘶咽痛，用硼砂、儿茶、青黛、寒水石各二钱，蒲黄、牙硝、枯矾、川连、黄柏各六分，冰片、潮脑各二分，共研极细末，瓷瓶收贮。每用吹鼻立效。齐尝出游，舆夫发痧，昏晕欲绝，仓卒无药，一老翁告曰：可即透取烟管中油如豆大，放舌下，捧水饮之。如法治之，少顷，舆夫起，曰：真灵丹也，我病去如失矣。乃抬齐回家。老翁又言此法不特治痧，尤能治毒蛇咬伤，以烟管烧热，滴油擦患处立效。后以试用，果验。

大兴刘继庄_{献廷}，负经世才，于学无不淹贯。所著《广阳杂记》，间有及医事者，述之以资多识。有妇人患小腹中痛，气冲上不得卧，百药不效，已骨立矣。有吴人诊之曰：此乃经时不谨所致。用白芍二两、香菌一两、猪外肾一对，煎汤，滑石、白矾各五分，共为末，以豆腐衣包之，煎汤送下，下黑血甚多，一剂而愈，亦奇方也。

龚首骧夫人病头风已数年矣，每发时痛欲死，骨节间格格有声，已坏一目，而痛不止。延余诊之，定一方用酥炙龟板二钱，麻黄、藁本各一钱，甘草五分，后更为定一方，用何首乌、苡仁、牛膝，令服二剂而愈。

明末高邮袁体庵，神医也。有举子举于乡，喜极发狂，笑不止，求体庵诊之，惊曰：疾不可为矣！不以旬数矣！宜急归，迟恐不及矣。道过镇江，必更求何氏诊之。遂以一书寄何。其人至镇江而疾已愈，以书致何，何以书示之曰：某公喜极而狂，喜则心窍开张，不可复合，非药石之所能治，故以危言惧之以死，令其忧愁抑郁，则心窍闭，至镇江当已愈矣。其人乃北向再拜而去。

太平崔默庵，医多神验，有一少年新娶，未几出痘，遍身皆肿，头面如斗。诸医束手，延默庵诊之，默庵诊症，苟不得其情，必相对数日沉思，反复诊视，必得其因而后已，诊此少年时，六脉平和，惟稍虚耳，骤不得其故。时因肩舆道远腹饿，即在病者榻前进食，见病者以手擘目观其饮啖，盖目眶尽肿，不可开合也。问思食否，曰：甚思之，奈为医者戒余勿食何！崔曰：此症何碍于食。

遂命之食，饮啖甚健，愈不解。久之，视其室中床榻桌椅漆器熏人，忽大悟曰：余得之矣！亟命别迁一室，以螃蟹数斤生捣，遍敷其身，不一二日肿消痘现，则极顺之症也。盖其人为漆所咬，他医皆不识云。

新安程云来林，博究群书，所著《医暇卮言》，乃深于格致之学者。余尤爱其论夜卧一则，有裨于养生，录之：夜卧能使气降，昼卧能使气升。人至暮劳极，眼白昏而带赤，静卧一宵，诘朝对镜，清澈如故，此气降之验也。昼倦当静坐片时，或散步玩物，睡愁自解，若因而沉寝，则初觉之时目白必赤，此因卧而气反升之验也。盖昼当与阳俱开，乃逆其候而闭之，譬如夜当与阴俱闭，乃故狂呼豪饮，皆伤寿源。古人云：夙兴夜寐，出作入息，天之命，人之纪也。愚一生劝人夙兴，不劝人夜坐。

吴门朱东樵钥，有《本草诗笺》，钱塘陆典三文谟，亦有《本草诗》，而陆为胜，征引亦较广博，药各系以七律，凡五百三十四首。录其第一首人参诗云：五叶三丫别样新，黄参上党味尤纯。瑶光星散天边宝，人体精成地底珍。开胃助脾能补气，宁心润肺自安神。元阳可唤春回转，虚实须教识别真。按人参功用固大，误服之害亦非细，末句命意深矣。

袁随园所为《徐灵胎先生传》，载治连耕石疾，阅之不甚了了，近观《洄溪医案》，乃如释然。医案云：芦墟连耕石，暑热坏症，脉微欲绝，遗尿谵语，寻衣摸床，此阳越症，将大汗出而脱，即以参、附加童便饮之，少苏而未识人也。余以事往郡，戒其家曰：如醒而能言，则来载我。越三日来请，亟往，果生矣。医者谓前药已效，仍用前方，煎成未饮，余至，曰：阳已回，火复炽，阴欲竭矣，附子入咽即危。命以西瓜啖之，病者大喜，连日啖数枚，更饮以清暑养胃而愈。后来谢，述昏迷所见，一黑人立其前，欲啖之，即寒令入骨。一小儿以扇驱之曰：汝不怕霹雳耶？黑神曰：熬尔三霹雳，奈我何！小儿曰：再加十个西瓜何如？黑神惶恐而退。余曰：附子古名霹雳散，果服三剂，非西瓜则伏暑不消。其言皆有证据，亦奇事也。

卷三

形体

鼻之下、口之上为水沟穴，名为人中，其说有二：一谓自此而上，目、耳、鼻皆双窍；自此以下，口及二便皆单窍。上三画阴，下三画阳，合成泰卦也。一则谓天气通于鼻，地气通于口。天食人以五气，鼻受之；地食人以五味，口受之，穴居其中，故名之曰人中。见程云来《医暇卮言》。

膀胱，或谓有上口无下口，或谓有下口无上口。张景岳、李士材亦主此说，人皆信之，而不知其非也。若无上下口，何以有交肠之病乎？吴县沈实夫果之，独谓上下皆有口，而上口常闭，水之入于膀胱，仍是三焦化入，而非从上口以入。若腑气大虚，则力乏而窍不能闭；或邪热伤腑，则主开泄，而窍亦不能闭，甚至有交肠之病，粪从小肠下口入膀胱上口，并随小便而出。譬如人身之外窍，脐孔与两耳、两乳，亦常闭而不开，有故则或出脓血，或通乳汁，膀胱之上口亦可以类推矣。此论最为近似。余按唐与正治吴巡按病不得溲，卧则微通，立则不能涓滴，询知常服黑锡丹，因悟结砂时铅不死，硫黄飞去，铅沙入膀胱，卧则偏重犹可溲，立则正塞水道，以故不能通，令取金液丹三百粒，分为十服，煎瞿麦汤下之。膀胱得硫黄，积铅成灰，从水道下，犹累累如细砂，病遂愈。观此益可证膀胱之有上下口也。

中风

中风最宜辨闭、脱二证。闭证口噤目张，两手握固，痰气壅塞，语言謇涩，宜用开窍通络、清火豁痰之剂，如稀涎散、至宝丹之类。脱证口张目合，手撒遗尿，身僵神昏，宜用大补之剂，如参附汤、地黄饮子之类。然闭证亦有目合遗尿、身僵神昏者，惟当察其口噤、手拳、面赤、气粗、脉大以为别；脱证亦有痰鸣不语者，惟当辨其脉虚大以为别。至于闭证气塞，亦有六脉俱绝者，不得以无脉而遂谓是脱证也。

伤寒

徐灵胎《伤寒类方》白头翁汤注云：凡下重者，皆属于热。按《金匮要略》云：小肠有寒者，其人下重便血。是则下重不专属于热矣，特热证较多，当察脉证治之，不可执一。阳明主阖，故其病为胃家实；太阴主开，故其病为自利。胃家实者，是胃液燥竭也，故必渴，药用栀豉、白虎人参、竹叶石膏、承气等，以存津为主；自利者，是脾脏寒湿也，故不渴，药用理中、四逆等温中为主。

《伤寒论》桃花汤证，或以为寒，或以为热，或以为寒热不调，或以为先热后寒，持论不一。独沈棟怀《医学三书》论至为详确，备录之：阳病下利，便脓血，协热也。阴病下利，便脓血，下焦不约而里寒也，与桃花汤固下散寒。成氏此注，深合仲景之旨。盖少阴传经阴病，病于少阴之经，实结于胃；少阴直中之寒证，病在本脏，下焦虚寒，失闭藏之职，故用温补，以散里寒而固肠胃。《准绳》反以成氏释里寒为非，岂不思热而用固肠收涩之剂，则热何由去耶？吴绶谓此症三阳传来，纯是热病，赤石脂性寒，假干姜以从治之。彼盖见血为热，不知有形之血必赖无形之气以固之，下焦虚寒不能固血，非温补不能助阳以摄阴，何必阳病热而始便脓血哉？赤石脂性温，丹溪、东垣皆云，然吴绶何据而谓其寒？喻昌颇知仲景救阳之意，而于此条亦以为热证，乃云滑脱即不可用寒药，何以仲景于自下利者，多用黄芩、黄连耶？白头翁又何为耶？其注支离矛盾，学者当细详之。

阴证阳证

病证阴阳疑似，最难辨别，即如厥有阴阳二证，李士材谓阴厥脉沉弱，指甲青而冷；阳厥脉沉滑，指甲红而温，以此为辨。蒲城王竹坪先生梦祖《伤寒撮要》采之，以为此说最精，留心体验之，百不一失。然观《续名医类案·疫门》，载施幼升六月患时疫，口燥舌干，苔刺如锋，咽喉肿痛，心腹胀满，按之痛甚，渴思冰水，小便赤涩，得涓滴则痛甚，此当急下之证也。惟通身肌表如冰，指甲青黑，六脉如丝，寻之则有，按之则无。医者引陶氏《全生集》以为阳症，但手足厥逆，若冷过肘膝便是阴证，况通身微冷乎？又陶氏谓阴阳二证，全在脉之有力、无力中分，今已脉微欲绝，按之如无，比无力更甚，遂进附子汤，烦躁之极，不逾时竟殒。观此知阴证似阳，又未可以脉沉弱、指甲青冷为凭。余按：成无己曰：凡厥，若始得之，手足便厥而不温者，是阴经受邪，阳气不足，可用四逆汤；若手足自热而至温，从四逆而至厥者，传经之邪也，四逆散主之。此说辨别，至为精审。又凡六气之感，异于伤寒之传经者，惟舌较为可凭，阴症亦有黑苔、焦黄苔，然其苔必浮胖，或滑润而不枯，此等处非细心体察，鲜不致误。上海王协中敬义《疫疠溯源》载：吴门汪姓，患疫症适当盛暑，体厥四肢冷极，脉虚，医用参、附并四逆等药，遂至危殆。及延余诊，见其咬碎唇舌，周身赤斑成片，形倦，而口中谵妄不成语句，脉参伍极乱，已无下手处矣。以此合魏案观之，知阳证阴脉，误投温热，必至杀人，可不惧哉？

　　上所述通身肌表如冷，指甲青黑，六脉如丝，进附子汤而殒，此阳证似阴，误作阴证治而死也。亦有阴证似阳，误作阳证治而死者，黄退庵《证治指要》云：一妇小产后，身作大热，舌黄脉大，口干，大便多日不解，医者不辨其假，而用白虎汤，一服便通热缓，病家大悦。余诊之，谓此乃格阳于上，其方不可再服，必当温补。问既系虚证，何昨日服药大便通，热势解耶？余曰：此大便之结，如寒月水泽腹坚，其通者，几微元阳为寒凉所逼而出；其热势减者，亦因寒凉灌濯，暂为退舍，脉象浮大，软如丝絮，急服八珍汤，尚恐无及。其家不信，医来复诊，见有应效，仍用前方加麦冬、五味子。服后两目直视，循衣摸床，一昼夜而终，悔无及矣。余按：肌寒在内而格阳于外，寒在下而格阳于上，此为无根之火，症见烦躁欲裸形，或欲坐卧泥水中，舌淡苔黄，口燥齿浮，面赤如微酣是为戴阳，或两颧浅红，游移不定异实热症之尽面通红者，叶天士谓戴阳之红，红而娇嫩带白。言语无力，纳少胸闷，渴欲饮水；或咽喉痛而索水，至前复不能饮，肌表虽大热。而重按则不热，或反觉冷，或身热反欲得衣，且两足必冷，小便清白，下利清谷亦有大便燥结者，脉沉细，或浮数，按之欲散，亦有浮大满指，而按之则必无力，是宜温热之剂。如八味丸等药，须凉服，从其类以求之也。

暑

陆丽京《医林新论》谓人之游于暑月而清明在躬者，恃有元气以胜之。世俗夏月辄服香薷饮，不知香薷性味辛温，走散真气；厚朴气力辛猛，摧陷元阳，招暑引邪，无过于此。更有服六一散者，不知甘草性虽和平，而向有中满喘胀，及胸多积滞者，亦不宜概用；滑石利窍，表虚者服之则卫气不固，遗滑者投之则精关不守，此又不可不审也。孙真人以为虚弱之人暑月当服生脉散，又云：夏月常服五味子，以补五脏之气。余则以为寻常汤饮，须用乌梅砂糖汤；寻常水饮，须用梅浆水，此既补元，又能消暑，况兼爽口，贫者可以通行。又见有夏月施茶茗者，其性寒凉消克，暑月之人元气已自摧残，而劳伤因恚，正借资扶，乃更饮茶茗，重虚其虚，冷冻饮料则腹痛泄泻，热饮则散表出汗，胃气一虚，不觉暑气透入，忽而长途昏倒，痧闷丛来，变生俄顷，皆此地之为，而人未之知也。此后有施汤饮者，热汤宜调入砂糖少许，冷水宜调入梅浆少许，如有梅浆，亦可入砂糖少许，收敛真气，大助元神。既饮之后，两目神明顿爽，两足精力涌出，饥即暂饱，渴亦生津，此可验也。不则宁用白滚汤或白水。丹溪云：淡食能多补，况太羹元酒，以无味为至味，故当知其利益耳。吾愿世之为善人长者之行者，其亟改而传广之。余谓香薷饮决不可服，六一散若于暑路远涉之后，胸痞恶食，饮之以解暑气，往往获验，特非常服之品；砂糖、梅浆，诚远胜于茶茗，然既受暑气之后，服之病必增剧，以此施舍，安得遍执途人而问之。窃谓养生家之服食，当效其法，若欲施之行路，转不如白滚汤之有利无弊。按：章杏云《饮食辨》云：暑月力作及注夏之人，常饮糯米汤秫米亦妙代茶，能保肺气，固卫阳。此却人人可用，胜于砂糖、梅浆也。

方书有云：暑月中热卒死，姜汤、童便乘热皆可灌之，切勿饮以冷水，及令卧冷地，即至不救。今按暑症忌姜，尝有中暑而患干霍乱者，饮姜汤一盏即毙。治中热卒死，古方蒜泥井水法最良。吾里孔雅六学博宪采言尝于酷暑中见一老妪倒地，口眼尽闭，鼻无气息，急令人以蒜头二颗研烂，取路上热土日晒处净土是也，污泥不可用，新汲井水一碗调匀，以箸启其齿灌之，五七匙后，始受而作呕，灌尽大吐有声息，手足亦渐舒动，至黄昏后方苏，自云烈日中行十余里，心烦口燥，啖麦饼晕闷而绝，不自知也。投以此方，暑食俱得吐去，而人乃苏。

后屡治中暑者均效。

暑风

表弟周克庵学正士燮，熟精医理。道光丙午夏，暑风甚剧，时疫大作，俱兼喉痛，亡者接踵，医皆束手，克庵家病者甚众，亲自疗治获痊，悯世医之寡识，为作论曰：暑风由口鼻而入，时冷秽气亦由口鼻而入，先伤上焦手太阴肺经，其始见症也，或喉痛而腐，或不腐，洒洒恶寒，蒸蒸发热，有汗不解，遍体现红晕，舌白腻。首用辛凉平剂，连翘、薄荷、荆芥穗、银花、淡豆豉、牛蒡子、苦桔梗、杏仁、元参、紫马勃、瓜蒌皮、白茅根、竹叶，可随症选用，以表泄表风，兼宣秽浊。其继也，但热不寒，喉痛仍在，痰涎稠腻，目红多眵，舌绛无苔，红痢杂以白疹，烦渴瞀闷，躁扰不安，寐则自语，醒则神清，状类犀角地黄及白虎汤证。不知肺卫与心营甚近，此系肺热侵逼包络，未尝竟入营分，以神不昏昧辨之，此时遽与犀角，是开门揖盗也，或识蒙窍阻，犀角并牛黄清心丸、至宝丹亦不在禁例。至白虎证脉洪大，自汗不止，口渴无度，遵古法脉之诚无误，倘用不合法，恐肺经之邪热无出路，致下迫大肠而为痢也，宜用川郁金、黑山栀、瓜蒌皮、芦根、竹叶、桑叶、池菊之类，以廓清热邪，开泄秽气，如毒重者，甘草、人中黄、大青叶、板蓝根，亦可随意加入。再兼症或有身痛肢软，即暑风流走肢体，参用防己、秦艽、桑枝一二味可也。总之，此证留恋手太阴肺经居多，故用药宜轻清宣解，不必用苦寒沉降之品诛伐中、下二焦无过之地。

霍乱转筋 俗称吊脚痧

山阴田雪帆明经 晋元，著《时行霍乱指迷辨正》。世俗所称吊脚痧一证，以为此真寒直中厥阴肝经，即霍乱转筋是也。初起先腹痛，或不痛，泻利清水，顷刻数十次，少者十余次，未几即手筋抽掣，呕逆，口渴恣饮，手足厥逆，脉微欲绝，甚则声嘶舌短，目眶陷，目上视，手足青紫色，或遍身青筋硬凸如索，汗出脉绝，急者旦发夕死，夕发旦死，缓者二三日或五六日死，世医认为暑湿，妄投凉泻；或认为痧气，妄投香散十香丸、卧龙丹之类，鲜有不毙。宜用当归四逆加吴茱萸生姜汤当归二钱、炒白芍钱半、桂枝钱半、炙草一钱、通草一钱、吴萸钱半、细辛八分、生姜三片、黑枣三枚，水煎冷服，轻者二三剂一日中倾频进二三剂即愈，重者多服数剂，立可回生，百治百效，真神方也。如呕者，本方加姜制半夏三钱、淡干姜一钱；口渴恣饮、舌黄，加姜炒川连五分为反佐，经所谓热因寒用也。腹中绞痛，名转筋入腹，加酒炒木瓜三钱；手冷过肘膝，色现青紫，加制附子三钱。若声嘶目上视，舌卷囊缩，脉已绝为不治，服药亦无及，速用艾灸法脐下三寸关元穴，用附子捣烂，擀作饼，如钱大，安穴上。以龙眼大艾炷加其上，灸十四壮，重者三十壮。呕泻止，厥回即愈。如无附子，用生姜切片如钱，贴灸亦可。无姜，贴肉灸亦妙。病入腹内知温，呕泻即渐止。量寸法，以病人中指中一节若干长为一寸，用草心候准量之，不可截断，只须折作三叠，即三寸矣。此症种种皆肝经现症，亦寒邪为病。可疑者口渴舌黄，喜冷饮，及不欲衣被两症耳。缘坎中真阳为寒邪所逼，因之飞越，所谓内真寒而外假热，但以脉辨之，自无游移矣。有习用温补之医，知此证为阴寒，治用附子理中、四逆等汤，温补脾肾，究非直走厥阴，仍不能奏效。余按：此证自嘉庆庚辰年后患者不绝，其势至速，医不如法，立时殒命，而方书罕有详载治法者，特备述之以贻世云。

许辛木云：治吊脚痧莫妙于来复丹。然硫黄须用真倭产，如用土硫黄即不验，而服此丹用小丸者，每即吐出，惟作大丸，临用舂作末服，虽吐亦不尽，再服再吐，少顷药性发，即不复吐而愈。用姜汤送下，须极浓极辣乃佳。道光辛巳，此证盛行，有捣浓姜汁频服而愈者。

热

发热有阳陷入阴者，有阳浮于外者。阳陷入阴者，其热自阴分达于阳分，与疟热相似，而实不同疟，为阴阳交争。此为阳陷于阴，故但热不寒，若独用表散药，则药力从阳分而泄，何由入阴分引阳邪而出？用宜孙真人柴胡梅连散，盖以梅、连摄柴胡入阴分而出之阳，其邪乃得去也说见《小儿诸热辨》。阳浮于外者，乃表里俱虚，阳气不归元而浮于外也，宜以六神散入粳米煎。和其胃气，阳气归内，身体自凉说见《慈幼筏》。此二证一系外感，一系内伤，临证宜详察之。柴胡梅连散：柴胡、前胡各三钱，胡黄连、乌梅各一钱。上咬咀。每一钱，童便一盏、猪肚一枚、猪脊髓一条、韭根白半钱，同煎，不拘时温服。六神散：四君子加山药、扁豆姜水浸，去壳炒、煨生姜、大枣。

王孟英读书精细，最有卓识，如论虞花溪治夜热症，独能辨前人之误。详见《古今医案按选》，备录于此。

虞花溪治一妇，年四十余，夜间发热，晨退，五心烦热无休止时。半年后，虞诊其脉，六部皆数伏而牢，浮取全不应。与东垣化阳散火汤妙，切记此法。今人则竟滋阴降火矣，四服热减大半，胸中觉清快胜前。再与二帖，热悉退。后以四物加知、柏，少佐炒干姜，服二十余帖愈。

余按：夜热脉数，的系阴虚，因其脉伏且牢，浮取不应，故用升阳散火得效，仍以阴药收功，然阴药用六味及二地、二冬必不效，妙在芎、归合知、柏，及从治之炒干姜也。王孟英云：此热在血分，而误治半年，其热愈伏愈深，故脉症如是。补用升阳散火，所谓火郁发之也；后以炒干姜佐四物、知、柏收功，乃血分受病之专剂，与阴虚生热当用阴药者治法有别，误用皆为戈戟。江氏之注，俞氏之论，皆欠明晰，无怪庸庸者之议药不议病也。

冯楚瞻曰：潮热之证，有阴阳之分。平旦潮热，自寅至申，行阳二十五度，诸阳用事。热在行阳之分，肺气主之；日晡潮热，自申至寅，行阴二十五度，诸阴用事。热在行阴之分，肾气主之。一以清肺，一以滋肾。若气虚潮热，参、芪、熟附，所谓温能除大热也；血虚潮热，归、芍、骨皮，所谓养阴退阳也。其论潮热颇详。如《伤寒论》所云日晡潮热，以阳明王于申、酉、戌之故。则所谓行阳主肺气，行阴主肾气，乃浑举之辞，不可执一。

热入心胞

大人小儿感证，热入心胞，神昏谵语者，有犀角、羚羊角、连翘、金银花、元参、生地、人中黄、生甘草等味，送下至宝丹，往往获效。其有热邪深入发痉者，亦宜以此疗之。世人遇小儿患此证者，妄谓惊风，用针挑之，走泄真气，阴阳乘逆，转至不救。

咸丰戊午秋日，仁和司训吴蓉峰之孙女十二岁，冒暑神昏，谵语发痉。余以前药投之。蓉峰之室人复延女医视之，谓是惊风，以针挑之，次日病热转剧而殒。余甚讶药之无灵，深以为歉。庚申秋日，避难北车塔村，村中陈氏儿发热神昏，谵语发痉，余仍以前药与之，服药后酣睡汗出，似有转机。忽其戚某医来视，谓是惊风，以针挑其胸腹，其汗遂敛，病益加重，至夜即毙。同时余又治二人，病情相同，皆用前药得痉，则皆不用针挑者也，始知前二人之死，非药之咎，实由误认惊风而用针挑耳，特志之以示戒。

疫

《内经》疗疫小金丹，古法，今不能用。近日所传治瘟之方，刘松峰之五瘟丹：制甘草甲、己年为君、黄芩乙、庚年为君、黄柏丙、辛年为君、栀子丁、壬年为君、黄连戊、癸年为君、香附去净细毛、苏叶凤头者、苍术米泔浸、陈皮以上四味为臣、明雄黄另研细、朱砂另研细。制甘草法：立冬日，取大青竹一头截去节，一头留节，纳生甘草于内，蜡封口，浸粪坑中，冬至日取出，晒干听用。前甘草五味，当以某年为君者多臣数之半，如甘草二两，则此外八味止用　两，雄、朱二味又减半，止用五钱，于冬至日将甘草等九味为末，雄、朱另研，以一半入甘草等药末中为丸，留一半为衣，再用飞金为衣。大人服者丸如梧子，小儿服者丸如黍米，雪水、生蜜为丸。面东服五十丸。病轻日浅者一服愈，病深日久者三四服愈，忌一切厚味。此方兼治暑月一切热证，又解痘疹毒。有力之家制丸施人，功德无量。至于避瘟之法，用乳香、苍术、细辛、生甘草、芸香、白檀香为末，枣肉丸，焚之。又以贯众浸厨房水缸用之。又雄黄二两，丹砂、鬼臼、石菖蒲各一两，共为末，井水调和，涂五心及额上、鼻中、耳门，辟瘟甚验。若入瘟家，以麻油涂鼻孔，出再取嚏，则不染，皆善法也。而握要之法，则如张景岳所云：必节欲节劳，仍勿忍饥而迎其气，尤为得之。

常州余师愚霖客中州时，父染疫，为群医所误。及奔丧归，视诸方皆不外治伤寒之法，思此症必有以活人者，公之于世，稍释隐憾，因读《本草》言石膏性寒，大清胃热；味淡而薄，能表肌热；体沉而降，能泄实热，恍然大悟，非此不足以治热疫。遇有此症，投之无不获效。历三十年，活人不少，遂著《疫症一得》二卷，于乾隆五十九年，自序刊行。大旨谓吴又可辨论伤寒、瘟疫甚晰，如头痛发热恶寒，不可认为伤寒表症，强为热汗，徒伤表气；热不退，又不可下，徒损胃气。斯语已得其奥妙，惟于从口鼻入不传于胃而传于膜原，此论似有语病。至用达原、诸承气，犹有附会表里之意。惟熊任昭首用败毒散，去其瓜牙，继用桔梗汤，用为舟楫之剂，退胸膈及六经之热，确系妙法。余采用其法，减去硝、黄，以疫乃无形之毒，难以当其猛烈；重用石膏，直入戊己，先捣其窠巢之害，而十二经之患自易平矣。其方名清瘟败毒散，药用生石膏大剂六两至八两，中剂二两至四两，小剂八钱至一两二钱、小生地大剂六钱至一两，中剂三钱至五钱，小剂二钱至四钱、乌犀角大剂六钱至八钱，中剂二钱至四钱，小剂一钱至钱半、真川连大剂六钱至四钱，中剂二钱加至四钱，小剂一钱至钱半、生栀子、桔梗、黄芩、知母、赤芍、元参、连翘、竹叶、甘草、丹皮，以为疫症初起，恶寒发热，头痛如劈，烦躁谵妄，身热肢冷，舌刺唇焦，上呕下泄，六脉沉细而数，即用大剂；沉而数者，用中剂；浮大而数者，用小剂。如癍一出，即用大青叶，量加升麻四五分，引毒外透，此内化外解，浊降清升之法。治一得一，治十得十，以视升提发表而愈剧者异矣。其所载治验，俱用石膏数两，犀角、黄连数钱。归安江《笔花医镜》载治一时疫发癍，用石膏至十四斤而癍始退，盖即用其法也。近陈载庵亦仿之而获效。王学权《重庆堂随笔》云：吴又可治疫主大黄，盖所论湿温为病，湿为地气，即仲圣所云浊邪中下之疫，浊邪乃有形之湿秽，故宜下而不宜清。余师愚治疫主石膏，盖所论者暑热为病，暑为天气，即仲圣所云清邪中上之疫，清邪乃无形之燥火，故宜清而不宜下。二公皆卓识，可为治疫两大法门。允哉言乎！

痧

陈载庵云：《痧症全书》中涤痧丸，失载其方，余访得之，即是龚云林《万病回春》所载白虎丸。用千年石灰，刮去杂色泥土为末，水飞过，丸如桐子大，每服五十丸，再视病轻重加减，烧酒送下。此药顺气散血，化痰消滞，治青筋北方谓之青筋，南方谓之痧初觉头疼恶心，或腹痛，或腰疼，或遍身作痛，不思饮食，即进一服，当时血散而愈。若用砭刺之法，耗损其血，不若此方之神妙。《松峰说疫》亦采此方，谓霍乱、痧胀皆治之，惟青筋多生冷寒湿所致，宜用烧酒，至热症或用冷水、冷茶送，随症变通可耳。又治心腹痛，及妇人崩漏、带下，或久患赤白痢，并一切打扑内伤，血不能散，服之皆大效。载庵言以此药施人治痧症，获效果捷。千年石灰不可得，用古墓中石灰可也。

长洲龙青霏柏《脉药联珠》，谓痧胀之症多属奇经。盖奇经为十二经之支流也，五脏之清气不升，六腑之浊气不降，譬犹五湖四渎，浸溢泛滥，尽入江河，而清浊已混，更水甚土崩，泥沙扰混，流荡不清，井俞壅塞，故其病有痧胀之名。痧胀者，犹沙涨也。痧胀总由十二经清浊不分，流溢入于奇经，而奇经脉现，则为痧症也。邪气滞于经络，与脏腑无涉，不当徒以药味攻脏腑，宜先用提刮之法及刺法，使经络既通，然后用药，始堪应手。其论痧症属奇经，未经人道，理实确而可信也。

咸丰六年，夏秋之交，杭州人患吊脚痧，吐泻腹痛，足筋拘急，不即救，一二时即死，传有外治神方甚验，好善之家制药施送，救人不少，干霍乱症亦可治。七年八月，运司河下刘某患绞肠痧，势甚危险。其邻某知柴垛桥边夏家有此药，急往乞取，治之立愈。余目击其效，真神药也。兹录其方，并载药价，有力预备济人，功德无量。麝香五钱，钱十八千九百、母丁香一两，钱一百四十、猺桂心去皮，一两二，换钱二千二百、生香附一两，钱十、倭硫黄三两五钱，钱二千五百。又合药工分二百十，小痧药瓶五百三个，钱六百五十，共药七两五钱，每一瓶贮药一分五厘。每用一瓶，病重者用二瓶。上药研极细末，分贮小瓶，黄蜡封口。用时先将暖脐膏药烘透，倒药末在中间，即向病者脐上贴住，一时即愈。此方救病甚速，然药性猛烈，断不可服，孕妇忌贴。

绞肠痧即干霍乱，《温病条辨》谓由寒湿，其驱浊阴以救中焦之真阳，方用附子、干姜等热药。《伤寒论汇言》谓此症得之夏秋间，设或见腹痛脉沉，误作阴寒治疗，一进热物、汤茶、酒药等，即刻闷乱而死。二说截然相反。余谓此症寒热皆有之，医者切宜审慎用药。其治之之法，有不论寒热皆可用者，外治则取委中穴腿弯处，多用热水急拍，红筋高起，刺之出血即愈；内治则用马粪年久弥佳，瓦上焙干末，滚水冲服一方加黄土，入淡黄酒煎服二三钱。不知，再作服。二法皆载《温病条辨》，实良方也。马粪并治霍乱吐泻，余曾疗治多人。

疟

周慎斋曰：治疟之法，升其阳使不并于阴，则寒已；降其阴使不并于阳，则热已。升其阳者，是散阳中之寒邪，柴、葛、羌之属，为散寒之品也；降其阴者，是泻营中之热邪，芩、知、膏之属，为泻热之品也。盖并之则病，分之乃愈也。此盖本之王肯堂之治案。王之外祖母年八十余，夏患疟，诸舅以年高不堪再发，议欲截之。王曰：欲一剂而已亦甚易，何必截乎？乃用柴胡、升麻、羌、防、葛根之辛甘气清，以升阳气，使离于阴而寒自已；以石膏、知母、黄芩之苦甘寒，引阴气下降，使离于阳而热自已，以猪苓之淡渗，分利阴阳，不得交并，以穿山甲引之，以甘草和之，果一剂而止。俞惺斋云：读《灵兰要览》，载此方治疟屡效，又附随症加减法，最为精当，是金坛得意之作。又谓李士材治程武修蓝本于此，惟以白豆蔻换穿山甲，亦其善用药处。余按：近俗治疟多宗倪涵初，似逊此方，然以之治疟，亦不能尽效，知病有万变，未可执一。比见王孟英《古今医案按选》论此最为精当，云：此案但言夏月患疟，而不详脉症，所用升散之药五种，苦寒之药三种，虽为金坛得意之作，余颇不以为然。后人不审题旨，辄抄墨卷，贻误良多。邹润安云：据金坛云，是使阴阳相离，非使邪与阴阳相离也。使邪与阴阳相离犹可言，人身阴阳可使之相离乎？斯言先得我心。余治门人张笏山之弟，疟来痞闷欲死，以枳桔汤加柴、芩、橘、半，一饮而瘳。是调其升降，而使阴阳相离也。

《左传》齐侯疥，遂痁。《颜氏家训》改疥作痎，谓《说文》痎，二日一发之疟。痁有热疟，齐侯之病本是间日一发，渐加重，故为诸侯忧。今北方犹呼痎疟。痎，音皆。俗儒云：病疥，令人恶寒变成疟，此臆说也，疥癣小疾，岂有患疥转作疟乎？余谓人之疾病无常，初患疥癣，而继患疟，亦所时有，若以疥为痎，则痁为热疟，痎为二日一发之疟，亦何尝无热乎？

治疟有谓必当用柴胡者，以疟不离乎少阳，非柴胡不能截也。有谓不当概用柴胡者，以风寒正疟则宜之，若感受风温、湿温、暑热之气而成疟者，不可执以为治也。窃谓疟邪未入少阳，或无寒但热，或无热但寒，或寒热无定候者，原不得用柴胡，若既见少阳症，必当用柴胡以升清肝胆之热，虽因于温热暑湿，亦何碍乎？

三阴疟

治三阴疟，震泽沈诒亭庆修传一方，用山楂、槟榔、枳壳、甜茶各三钱，于疟发之日前二时，水煎，服一剂立愈，云试多人皆验。余谓此方药峻，藜藿之体及疟初起者宜之。吴晓钲言其六世祖山年公手稿录存，治久患三阴疟方，云传自外舅朱竹垞先生者，用生何首乌八钱，生黄芪、佩兰各四钱，水煎，临发前服三次，立愈。此方尤宜于膏粱之体。二方皆试验，而方书不恒见，并录之。

痢

孔以立《痢疾论》，谓五色痢法当温补脾肾。余治一五色痢，用温而愈。然《冯氏锦囊》中有五色痢实证一条，想或有此症，余特未之见也云云。余曾治一小孩患五色痢，口渴发热，用万密斋《保命歌括》凤尾草方，一服即愈。此方主治赤白痢，而五色痢亦可治，可知其功效之神大抵五色痢有温寒之别，宜温者难治，宜寒者易治。录方于此：凤尾草连根一大握竹林中与井边者极佳，如无，即产别地俱可用，一名鸡脚草、老仓米一勺、老姜带皮三片、葱白连须三根，用水三大碗，煎至一碗，去渣，入烧酒小半盏，真蜜三茶匙，调极匀，乘热服一小盏，移时再服，以一日服尽为度，忌酸味及生冷、煎炒、米面点心、难化等物。余按：《本草》凤尾草性至冷，治热毒下痢，治痢者确审非虚寒证，乃可用之。

痢以口渴、腹痛为实热。丹溪曰：口不渴，身不热，喜热手熨荡，是名挟寒。李士材曰：口渴更当以喜热、喜冷分虚实；腹痛更当以痛之缓急、按之可否、腹之胀与不胀、脉之有力无力分虚实。盖恐人概以口渴、腹痛为实热也。然则不口渴、腹痛者，果皆属虚寒乎？又昔人谓先痢后泻者肾传脾，为微邪，易治；先泻后痢者脾传肾，为贼邪，难医。余尝持此说以临症，遇有先泻后痢，口不渴、腹不痛者，几难辨其为实热，为虚寒，后见秦皇士《症因脉治》有云：湿热痢之症初起，先水泻，后两三日便下脓血，湿气胜，腹不痛；热气胜，腹大痛，肛门重滞，里急后重。又云：下痢红积而腹不痛，湿伤血分也，宜服河间黄连汤黄连、当归、甘草，始悟腹不痛者亦有实热，而口不渴可类推矣。自后凡遇夏秋痢疾，口不渴，腹不痛，而里急后重痢无不里急后重，小便少，脉数者，一以河间法治之皆效。

白槿花治赤痢甚效。余于杭郡学署植数株，秋间花开繁茂。凡患赤痢者，以花五六朵，置瓦上炙研，调白糖汤，服之皆愈。荷花池头陈某，秋间下痢月余，诸药不效，已就危笃，亦以此方获愈。采花晒干，藏之次年，治痢亦效。

治噤口痢方，用人参倍用、黄连姜汁制、石莲肉炒，二味等分，水煎缓服。此方胃气虚者宜之，若热毒盛者，尚宜酌用。华治老少下痢，食入即吐，用白蜡方寸匕，鸡子黄一个，石蜜、苦酒即醋也、发灰、黄连末各半鸡子壳，先煎蜜、蜡、苦酒、鸡子黄四味令匀，乃纳连、发，熬至可丸乃止。二日服尽，神效无比。李濒湖谓此方用之，屡经效验。乃诸家方书罕见采录，知良方之见遗者多矣。陈氏藏器治小儿痢，用鸡子和蜡煎，盖本此方之意，然不若此方用药灵妙也。咸丰八年八月，罗镜泉患赤痢月余，诸医用温补药日就沉重，延余治之，询知体倦头眩，不思饮食，腹不甚痛。诊其脉右关沉数有力，余脉皆虚。余谓尚有积滞在内，因用补太早，郁而不泄，然迁延逾月，体倦头眩，神已惫矣，未可峻攻也。乃用生地炭二钱、白芍二钱、归身炭七分、地榆炭钱半、荆芥穗五分、炒槐米一钱、丹皮炭一钱、酒炒黄芩一钱、制厚朴六分、麸炒枳壳一钱、山楂钱半、神曲二钱、蛀黑枣二枚。服三剂，痢止能食，改方调理而痊。按此症初起，腹不痛，口不渴，是以皆主温补，特未曾读秦皇士之书故耳。

泻

七味白术散，治小儿久泻脾虚者最灵。震泽泥水匠贺凤山孙二岁，泄泻两月，身热少食，面色萎黄，夜睡时惊。幼科用青蒿、扁豆、二芩、厚朴、枳壳、陈皮等药，日就危笃。求余治之，令服七味白术散党参二钱，焦白术、茯苓二钱，炙甘草四分，木香四分，葛根四分，藿香七分，煨姜三分四剂，泻止身凉，改方去葛根，加炒扁豆二钱、炒苡仁三钱、砂仁三分、桔梗四分，四剂全愈。

疝

四苓散治疝有极验者，周克庵于丁巳岁病痰火痉后，忽睾丸起块如鸡卵，坚硬重坠不能行，始服治疝药，如川楝子、荔枝核等，反作痛，自揣是岁寓吴江时，常于酒后至茶肆，饮茶过多，殆水气流入膀胱所致，与肝经无涉，改服四苓散，泄泻数次而疝全愈。

咳嗽

《客尘医话》云：咳嗽大半由于火来克金，谓之贼邪，最难速愈。因风寒外袭，而内生实火，急宜泻之，若失于提解，久之传变生疾，误服阴药，反成劳瘵。此数语甚的。又云：如果系虚火，惟壮水一法。但养阴之药又皆阻气滞痰，是在治之者灵也。如生脉六君汤、金水六君煎之类，最为妥当。余按：金水六君煎，景岳以治肺肾虚寒，水泛为痰，而《景岳全书发挥》訾其立方杂乱二陈、地、归，且谓水泛为痰而用二陈，于理不通，当用地黄汤。至壮水之法，六君汤亦非所宜。薛生白雪有案云：此由金水不相承抱，故咳久不愈，切勿理肺，肺为娇脏，愈理愈虚，亦不可泛然滋阴，方用整玉竹、川石斛、甜杏仁、生扁豆、北沙参、云茯神，迥胜于生脉六君汤、金水六君煎。余仿此以治久嗽阴伤，无不获效。

咳嗽有寒热之别，不可误治。感寒者，鼻塞流涕，或微恶寒，宜服生姜、葱白日二次，不宜常服；挟热者夜嗽较甚，喉痒，口或微渴，宜服淡盐汤可常服代茶。初起服此者不致久延，余家用之恒验。

噎

《名医类案》载：绛州僧病噎不能食，语弟子死后可开胸喉，视有何物。弟子开视，得一物，似鱼而有两头，置钵中。时寺中刘蓝作靛，取置钵中，虫遂化为水。自是人以靛治噎疾多效。陈无择《三因极一病证方论》以为此乃生瘕，非五噎比，后人因以蓝治噎，误矣。盖噎亦有因瘕而成者，蓝能疗之，未可以概治噎症也。按《续名医类案》载：武昌僧患胃脘痛，其徒亦患之。师死，遗命必剖视吾心，果于心间得细骨一条，长七八寸，形如簪，插瓶中供师前。偶有贵客至，杀鹅，取骨挑鹅喉，凡染鹅血处即化。徒饮鹅血数日，胃疾竟除。此与绛州僧事相类。考《本草》鹅血治噎膈反胃，张石顽《医通》备述其法。僧之胃痛而生骨，殆亦噎类耶？然则鹅之功用，实胜于蓝矣。

明蒋仪《用药镜拾遗赋》注云：噎膈翻胃，从来医者、病者群相畏惧，以为不治之证。余得此剂，十投九效，不啻如饥荒之粟、隆冬之裘也。乃作歌以志之曰：谁人识得石打穿，绿叶深纹锯齿边，阔不盈寸长更倍，圆茎枝抱起相连，秋发黄花细瓣五，结实扁子针刺攒，宿根生本三尺许，子发春苗随弟肩，味苦辛平入肺脏，穿肠穿胃能攻坚，采掇花叶捣汁用，蔗浆白酒佐使全，噎膈饮之痰立化，津咽平复功最先。按石打穿，《本草》罕见，至《本草纲目拾遗》始载其功用，然世人识之者鲜，即或识之，亦未必信而肯服。余谓噎症初起，莫如《医学心悟》之启膈散。又秘传噎膈膏，程杏轩《医述》以为效如神丹<small>人乳、牛乳、芦根汁、人参汁、龙眼肉汁、蔗汁、梨汁，七味等分，惟姜汁少许，隔汤炖成膏，微下炼蜜，徐徐频服</small>，至顾松园之治膈再造丹，谓能挽回垂绝之症<small>见《今书》门</small>。有此数方，何事更求僻药乎？

噎膈之症，定州杨素园大令照藜所论最为详核，见于王孟英《古今医案按选》中，备录于此：此证昔与反胃混同立论，其实反胃乃纳而复出，与噎膈之毫不能纳者迥异。即噎与膈亦有辨，噎则原能纳谷，而喉中梗塞，膈则全不纳谷也。至为病之源，昔人分为忧、气、恚、食、寒，又有饮膈、热膈、痰膈、虫膈，其说甚纷。叶天士则以为阴液下竭，阳气上结，食管窄隘使然，说本《内经》，最为有据。徐洄溪以为瘀血、顽痰、逆气阻隔胃气，其已成者，无法可治。其义亦精。然以为阴竭而气结，何以虚劳症阴竭致死，而阳不见其结？以为阴竭而兼忧愁思虑，故阳气结而为噎，则世间患此者大抵贪饮之流、尚气之辈，乃绝不知忧者，而忧愁抑郁之人，反不患此，此说之不可通者也。以为瘀血、顽痰、逆气阻隔胃气似矣，然《本草》中行瘀化痰降气之品，不一而足，何竟无法可治？此又说之不可通者也。余乡有治此者，于赤日中缚病患于柱，以物撬其口，抑其舌，即见喉间有物如赘瘤然，正阻食管，以利刃锄而去之，出血甚多，病者困顿，累日始愈。以其治甚险，故多不敢尝试。又有一无赖，垂老患此，人皆幸其必死，其人恨极，以紫藤梗拘探入喉中，以求速死，呕血数升，所患径愈。此二人虽不可为法，然食管中的系有形之物阻扼其间，而非无故窄隘也明矣。又献县人患此临危，嘱其妻剖喉取物，以去其病，比死，其妻如所诫，于喉间得一物，非骨非肉，质甚坚韧，刀斧莫能伤，掷之园中树上，经年亦不损坏。一日，其子偶至园中，见一物粘缀草间，栩栩摇动，审视，则其父喉中物也，异而伫目半日许，物竟消化，遂采其草藏之。有病噎者，煎草与饮，三啜辄愈，遂以治噎擅名，如是者十余年，后其草不生，始止，是世间原有专治此证之药矣。余臆度之，此症当由肝过于升，肺不能降<small>王孟英云：片</small>

言断定，卓识真不可及，血之随气而升者留积不去，历久遂成有形之物，此与失血之证同源异脉。其来也暴，故脱然而出为吐血；其来也缓，故流连不出为噎膈。汤液入胃，已过病所，必不能去有形之物，故不效。其专治此症之药，必其性专入咽喉，而力能化瘀解结者也。昔金溪一书贾患此，向余乞方，余茫无以应，思韭叶上露善治噤口痢，或可旁通其意，其人亦自知医，闻之甚悦，遂煎千金苇茎汤，加入韭露一半，时时小啜之，数日竟愈。王孟英云：方妙。

吐

《千金方》治粥食汤药皆吐不停者，灸手间使穴三十壮。穴属手厥阴，在掌后三寸。今人罕知用此法者。治吐汤药，虞天民方最善，用顺流水二盏，煎沸，汤泡伏龙肝研细搅浑，放澄清，取一盏，人参、苓、白术各一钱，甘草二分，陈皮、藿香、砂仁各五分，炒神曲一钱，陈米一合，加姜、枣同煎至七分，稍冷服，别以陈米煎汤，时时咽之。此法治胃虚不能纳食者皆效。又黄退庵治胃阴受戕，纳食即吐者，用人乳同糯米饮缓缓服之，亦应验如神。

头痛

头痛属太阳者，自脑后上至巅顶，其痛连项；属阳明者，上连目珠，痛在额前；属少阳者，上至两角，痛在头角。以太阳经行身之后，阳明经行身之前，少阳经行身之侧。厥阴之脉会于巅顶，故头痛在巅顶；太阴、少阴二经虽不上头，然痰与气逆壅于膈，头上气不得畅而亦痛。其辨之之法，六经各有见症，如太阳项强、腰脊痛，阳明胃家实，少阳口苦、咽干、目眩之类是也。高士宗《医学真传》言头痛之症，只及太阳、少阴、厥阴，疏矣。

胁痛

胁痛当辨左右，有谓左为肝火或气，右为脾火或痰与食丹溪则谓左属瘀血，右属痰；有谓左属肝，右为肝移邪于肺。余观程杏轩治胁痛在右而便闭，仿黄古潭治左胁痛法，用瓜蒌一枚、甘草二钱、红花五分神效，以瓜蒌滑而润下，能治插胁之痛，甘草缓中濡燥，红花流通血脉，肝柔肺润，其效可必，是肝移邪于肺之说为的也。又观薛立斋治右胁胀痛，喜手按者，谓是肝木克脾土，而脾土不能生肺金，则为脾为肺，固一以贯之矣。

腹痛

医书言腹痛者，中脘属太阴，脐腹属少阴，小腹属厥阴，此指各经所隶而言，然不可执一而论。凡伤食腹有燥屎者，往往当脐腹痛不可按，或欲以手擦而移动之，则痛似稍缓凡验伤食，舌苔、舌根色黄而浊。仲景《伤寒论》有云：病患不大便五六日，绕脐痛，烦躁，发作有时。可以为证。

肝病

今人所谓心痛、胃痛、胁痛，无非肝气为患。此有虚实之分，大率实者十之二，虚者十之八。余表兄周士熙，弱冠得肝病胃痛，医用疏肝之药即止，后痛屡发，服其药即止，而病发转甚。成婚后数月，痛又大发，医仍用香附、豆蔻、枳壳等药，遂加剧而卒。盖此症初起，即宜用高鼓峰滋水清肝饮、魏玉璜一贯煎之类；稍加疏肝之味，如，鳖血炒柴胡、四制香附之类，俾肾水涵濡肝木，肝气得舒，肝火渐熄而痛自平。若专用疏泄，则肝阴愈耗，病安得痊？余尝治钮柜村学博福厘之室人肝痛，脉虚，得食稍缓，用北沙参、石斛、归须、白芍、木瓜、甘草、云苓、鳖血炒柴胡、橘红，二剂痛止，后用逍遥散加参、归、石斛、木瓜，调理而愈。

赵养葵《医贯》，徐灵胎砭之是矣，然观其治木郁之法，先用逍遥散，继用六味地黄汤加柴胡、芍药以滋肾水，俾水能生木，此实开高鼓峰清水滋肝饮之法门六味加归身、白芍、柴胡、山栀、大枣以治肝胃等症。血少者加味逍遥散加生地，再传而魏玉璜之治胁痛用一贯煎沙参、麦冬、生地、归身、枸杞、川楝子。口苦燥者加酒连。叶天士之治脘痛，用石决明、阿胶、生地、枸杞子、茯苓、石斛、白粳米等以养胃汁，则又化而裁之，法益详备，学者不可忘所自来也。

魏玉璜曰：带浊之病，多由肝火炽盛，上蒸胃而乘肺，肺主气，气弱不能散布为津液，反因火性迫速而下输。膀胱之州都，本从气化，又肝主疏泄，反禀其令而行，遂至淫淫不绝。使但属胃家湿热，无肝火为难，则上为痰而下为泻耳。叶天士曰：肝主疏泄，侮所不胜，故亦下利。余尝治下利，但平肝而得效。余尝遵此法治素有肝痛病而下利、脉弦者，果获效。是则肝之主病甚多，司命者不可不察也。

何西池曰：百病皆生于郁，与凡病皆属火，及风为百病之长，三句总只一理。盖郁未有不病火者也，火未有不由郁者也，第郁而不舒，则皆肝木之病矣，此又可为肝病多之一证。

七情

《素问·阴阳应象大论》云：悲胜怒，恐胜喜，怒胜思，喜胜忧，思胜恐。此即五行生克之理也。古贤治病，若文挚之怒齐王，华元化之怒郡守，皆宗此旨。戴人、丹溪治案尤多，然亦有不拘克制之说者，如邵氏《闻见录》云：州监军病悲思，郝允告其子曰：法当得悸即愈。时通守李宋卿御史严甚，监军向所惮也。允与子请于宋卿，一造问，责其过失，监军惶怖出，疾乃已。此恐胜忧。《簪云楼杂记》云：鹿邑李大谏，世为农家，获售于乡，父以喜故，失声大笑。及举进士，其笑弥甚。历十年，擢谏垣，遂成痼疾，宵旦不休。太医院某令家人绐其父曰：大谏已殁。其父恸绝几殒，如是者十日，病渐瘳。佯为邮，语云：大谏治以赵大夫，绝而复苏。其父因不悲，而笑症永不作。此悲胜喜也。盖医者，意也，苟得其意，不必泥其法，所谓神而明之，存乎其人也。

不寐

韩飞霞谓：黄连、肉桂能交心肾于顷刻。震泽毛慎夫茂才元勋，尝用之而奏效。某年四十余，因子女四人痧痘连绵，辛勤百日。交小暑后，忽然不寐，交睡则惊恐非常，如坠如脱，吁呼不宁，时悲时笑。毛诊之，谓由卫气行于阳，不得入于阴，乃心肾不交之症，用北沙参、生地、麦冬、当归、远志、炙草、白芍、茯神、川连二分，肉桂一分，以甘澜水<small>长流水扬之万遍</small>，为甘澜水先煮秫米一两，去渣，将汤煎药，服之全愈。毛居黎里镇，读书三十年，中岁行道，名著一时。

汪春圃<small>纯粹</small>《医案》亦有以黄连、肉桂治不寐症者，丁俊文每日晡后发热微渴，心胸间怔忡如筑，至晚辄生懊憹，欲骂欲哭，昼夜不能寐，诸药不效，延至一载有余。汪诊其脉，左寸浮洪，两尺沉细，知属阴亏阳盛，仿《灵枢》秫米半夏汤，如法煎成，外用肉桂三钱，另煎待冷；黄连三钱另煎，乘热同和入内，徐徐温服，自未至戌尽剂，是夜即得酣睡，次日巳牌方醒。随用天王补心丹，加肉桂、枸杞、鹿胶、龟胶等味制丸，调理全愈。偶从杭城沈雨溥书坊购得《医学秘旨》一册，有治不睡方案云：余尝治一人患不睡，心肾兼补之药，遍尝不效，诊其脉，知为阴阳违和，二气不交。以半夏三钱、夏枯草三钱，浓煎服之，即得安睡，仍投补心等药而愈。盖半夏得阴而生，夏枯草得至阳而长，则阴阳配合之妙也。书系钞本，题曰西溪居士著，不知何许人，识以俟考。

不寐之症，由于思虑伤脾、繁冗劳心者，非专恃医药可治。《老老恒言》谓：不寐有操、纵二法，操者如贯想头顶、默数鼻息、返观丹田之类，使心有所着，乃不纷驰，庶可获寐；纵者任其心游思于杳渺无朕之区，亦可渐入朦胧之境。余谓二法之中，纵法尤妙。盖操则心犹矜持，未极恬愉之趣，不若纵之游行自在也。特恐稍涉妄想，即难奏效，尤当寓操于纵为佳。余师归安沈鹿坪先生<small>焯</small>，官台州教授时，因阅文繁劳，患怔忡不寐，有人传一法云：每夜就枕后，即收敛此心，勿萌杂念，惟游思于平素所历山水佳处，任情一往，定而能静，久而久之，心渐即于杳漠之中，则不期寐而自寐矣。如法行之获效，是其能得纵法之要者。

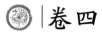 **卷四**

吐血

吴球治一少年吐血，来如泉涌，诸药不效，虚羸病危，乃取病患吐出之血，瓦器盛之，候凝入锅，炒血黑色，以纸盛放地上，出火毒，细研为末，每服五分，麦门冬汤下二三服，其血遂止。此盖血导血归法也。余按近人传治暴起吐血方，以丝棉蘸吐出之血，火焙存性，研末服之，甚效。今观吴案，则不独初起者可用此法矣。

方书法吐血有用苦寒者，有戒用苦寒者。观顾晓澜治案，可以得其要矣。治案云：徐氏妇，吐血倾盆，数日不止，目闭神昏。面赤肢软，息粗难卧，危如累卵，脉左沉右洪，重按幸尚有根。此郁火久蒸肺胃，复缘暑热外逼，伤及阳络，致血海不止，危在顷刻。诸药皆苦寒，是以投之即呕。借用八汁饮意，冀其甘寒可以入胃清上，血止再商治法。用甘蔗汁、藕汁、芦根汁各一酒杯，白果汁二匙，白萝卜汁半酒杯，梨汁一酒杯，西瓜汁一酒杯，生冲，鲜荷叶汁三匙，七汁和匀，隔水炖热，冲入瓜汁，不住口缓缓灌之。服后夜间得寐，血止神清，惟神倦懒言，奄奄一息，脉虽稍平，右愈浮大无力，此血去过多，将有虚脱之患。经云血脱者益其气，当遵用之。人参七分，秋石水拌，黄芪七分，黄芩水炙黑，归身一钱炒黑，怀山药钱半，茯苓三钱，大麦冬钱半，去心，蒸北五味七粒，和入甘蔗汁、梨汁、藕汁。服后食进神健而痊。门人问：血冒一证，诸方皆以苦寒折之，今以甘寒得效，何也？曰：丹溪云虚火宜补。此妇孀居多年，忧思郁积，心脾久伤，复缘暑热外蒸，胃血大溢，苦寒到口即吐，其为虚火可知，故得甘寒而止。若果实热上逆，仲景曾有用大黄法；或血脱益气，东垣原有独参汤法，不能执一也。观此知实火吐血，原当用苦寒，然除实火之外，则概不宜用苦寒矣。今人吐血挟虚者多，而医者动手辄用苦寒，宜乎得愈者少也。

吐血戒用苦寒，更有治案可法：吴孚先治何氏女患吐血咳嗽，食减便溏，六脉兼数，左部尤甚。医用四物汤加黄芩、知母，吴曰：归、芎辛窜，吐血在所不宜；芩、知苦寒伤脾，在所禁用。乃与米仁、玉竹、白芍、枸杞、麦冬、沙参、川断、建莲、百合，二十剂，脉稍缓，五十剂而瘳。此方治阴虚咳嗽吐血最良，然必收效于数十剂后，谓非王道无近功乎？

又程氏式《医彀》，治李氏子吐血喘促，咳嗽浮肿，脚软不能行，诊脉浮涩微疾，此房劳所致也。用茯苓、白芍、苡仁、木瓜、丹皮、芡实、牛膝、贝母、百合、甘草，服十余剂，喘促稍定，浮退血止，前方加术，服二十余剂而愈。夫此病以凉止血，则浮喘必剧；以温止浮喘，则吐血必甚，总归不起，第于平淡中寓巧法，故能生耳。治吐血者知此，庶不为药所误。

方书每言童便治吐血之神，然须择强健之童而不食腥浊物者，有力者犹可购求，窭人安能？

传有一方，丹参饭锅蒸熟，泡汤代茶，日饮之，甚效。

诸血

肌衄即《内经》之血汗，古无验方，近人方案有极验者，录以备用。毛达可《便易经验集》云：一人左臂毛窍如针孔，骤溅出血，积有一面盆许，昼夜常流，面白无气，余用炒山甲片研细粉，掩之以帕，扎住，即止。随服补血汤数剂而愈。后治一老农肾囊上有一针孔流血，盈至脚盆，诸药不效，自谓必死，余投以前法，立时痊愈。真神方也。顾晓澜《吴门治验录》云：余同事杨君，脑后发际忽出血不止，众皆骇然。余知其为肌衄也，令用一味黄芩，渍水涂之立愈，后竟未发。又见有胸前、背心两证，亦以前法治之立效。此方余友范董书所传，治鼻梁血出者，移治他处亦效。而《准绳》未见及此，可见著书之难也。

许辛木部曹之室人，自幼患鼻衄，于归后，无岁不发，甚者耳目口鼻俱溢出，至淡黄色始止。凡外治、内治之法无不历试。每发必先额上发热，鼻中气亦甚热。近二十年来每觉鼻热，辛木以喻嘉言清燥救肺汤投之，二三剂后，即觉鼻中热退不衄，或投之少迟，亦不过略见微红。盖此方量清肺胃之热，惟人参改用西洋参，或加鲜生地，势已定，则用干生地。喻氏此方自言不用一苦药，恐苦从火化也，此制方妙处，医者不可妄加也。

汗

方书皆谓自汗属阳虚，盗汗属阴虚。余按何西池《医碥》云：伤寒始无汗，后传阳明即自汗，岂前则表实，后则表虚乎？又云：人寤则气行于阳，寐则气行于阴。若其人表阳虚者，遇寐而气行于里之时，则表更失所护而益疏，即使内火不盛，而阳气团聚于里，与其微火相触发，亦必汗出。是则自汗不第属阳虚，盗汗不第属阴虚矣。

疸

常州杨蕉隐参军振藩，能诗善画，兼谙医学。传一治黄疸病方，用鲫鱼数枚，剪取其尾，贴脐之四围当脐勿贴，须臾黄水自脐出，鱼尾渐干，更易贴之。常有病黄疸甚剧，他人以手熨其身，手亦染黄色，用此治之。自朝至夕，贴鱼尾数次，水流尽即愈。曾目击其效。又言有草名并蒂珊瑚，叶似桂，高不及尺，每颗冬间结子二枚，色红如南天竺子，取子煎服，亦治黄病甚效。

肿

海宁许珊林观察楣，精医理，官平度州时，幕友杜某之戚王某，山阴人，夏秋间忽患，自顶至踵，大倍常时，气喘声嘶，大小便不通，危在旦夕。因求观察诊之，令用生黄芪四两、糯米一酒盅，煎一大碗，用小匙逐渐呷服，服至盏许，气喘稍平，即于一时间服尽，移时小便大通，溺器更易三次，肿亦随消，惟脚面消不及半。自后仍服此方，黄芪自四两至一两，随服随减，佐以祛湿平胃之品，两月复元。独脚面有钱大一块不消，恐次年复发，力劝其归。届期果患前症，延绍城医士延医，痛诋前方，以为不死乃是大幸，遂用除湿猛剂，十数服而气绝，次日将及盖棺，其妻见死者两目微动，呼集众人环视，连动数次，试用芪米汤灌救，灌至满口不能下，少顷眼忽一睁，汤俱下咽，从此便出声矣，服黄芪至数斤，并脚面之肿全消而愈。观察之弟辛木部曹楣，谓此方治验多人，先是嫂吴氏，患子死腹中，浑身肿胀，气喘身直，危在顷刻。余兄遍检名人医案，得此方遵服，便通肿消，旋即生产。因系夏日，孩尸已烂成十数块，逐渐而下，一无苦楚。后在平度，有姬顾姓，患肿胀脱胎，此方数服而愈。继又治愈数人，王某更在后矣。盖黄芪实表，表虚则水聚皮里膜外而成肿胀，得黄芪以开通隧道，水被祛逐，胀自消矣。

消

治消渴证每用凉药，然观孙文垣治消渴，小便色清而长，其味甘，脉细数，以肾气丸加桂心、五味子、鹿角胶、益智仁，服之而愈。陆养愚治消渴喜饮热而恶凉，大便秘，小便极多，夜尤甚，脉浮按数大而虚，沉按更无力，以八味丸加益智仁，煎人参胶糊丸，服之而愈。其法本于《金匮》，由火虚不能化水，故饮一斗小便亦一斗。凡见渴而水不消、小便多者，即当合参脉证，以此法治之。

伤食

中食之证，往往状似中风，非详问病因，必难奏效。《明医杂著》有案可法，录之：一壮年人忽得暴疾如中风，口不能言，目不识人，四肢不举，急投苏合香丸不效。余偶过闻之，因询其由，曰：适方陪客，饮食后忽得此证。遂教以煎生姜淡盐汤，多饮探吐之。吐出饮食数碗，后服白术、陈皮、半夏、麦芽汤而愈。

湖州某绅，老而矍铄，食量兼人。暑月有馈盛馔者，快意加餐。次日蒸豚味变，不忍舍弃，复饱啖焉，遂得河鱼疾以卒。观此知高年胃强不足持，且以见圣人肉败不食，诚养生之道也。

少壮时饭后作书，未尝有滞食之病，中岁以来，遂膺斯患。丁巳年，假得秘书数种，克期约还，又不敢假手于人，亲自钞录，日无暇晷，饱食后即倚案挥毫，因患腹痛，大便闭，数日不食，服保和丸及米灰等不效，投陆氏润字丸大黄一两，酒浸晒干，蒸半熟；制半夏、前胡、山楂肉、天花粉、陈皮、白术、枳实、槟榔各钱二分五厘，每药须略炒，或晒干为末。姜汁打神曲糊为丸，梧子大，始愈。自是饭后不敢作书余服润字丸时，适陈载庵来，告以所患，问宜何药，载庵曰：《三世医验》中润字丸最稳灵。余曰：鄙意正同，已服二钱许矣。载庵曰：不妨再服一次。如其言，大便遂通。

伤食者，往往发热口渴，有似外感，辨之之法，以皮硝二钱，用纸纸须厚而坚包固，缚置胃脘，静卧数刻，启纸视之，皮硝若湿，便是伤食。伤之轻者，此亦可以消化，伤之重者，其湿必更甚，乃服消食药可也。

邪祟

杭州陈茂才福年，形状丰硕，气体素健。一日为其父诣市购药，忽仆于药肆门前，肆主为雇舆送归之，医救治不效，口鼻出血，未及半口遂卒，年仅三旬。按沈从先野《暴证知要》云：凡遇尸丧、玩古庙、入无人所居之室，及造天地鬼神坛场，归来暴绝，面赤无语者，名曰鬼疰，即中祟也，进药便死，宜移患人东首，使主人北面焚香礼拜之，便行火醋熏鼻法，则可复苏，否则七窍迸血而死。闻陈生是日曾至人家吊丧，其所患岂即此耶？业医者遇此等症，慎勿猛浪投药。

袁随园《子不语》谓《东医宝鉴》有法治狐，而不述其方。按是书《邪祟门》中有辟邪丹，治邪祟邪疾，及山谷间九尾狐精为患。方用人参、赤茯苓、远志、鬼箭羽、石菖蒲、白术、苍术、当归各一两，桃奴五钱，雄黄、朱砂各三钱，牛黄、麝香各一钱，为末，酒糊丸，如龙眼大，金箔为衣，每一丸，临卧以木香汤化下，诸邪不敢近体。更以绛囊盛五七丸，悬床帐中尤妙。随园所云，殆即此欤？此方程杏轩《医述》采载，无牛黄，有甘草，赤茯苓改用茯神。

疠

疠即大风，又作癞。《论语》伯牛有疾，注：先儒以为癞也。毛西河《四书剩言》云：包注牛有恶疾，按古以恶疾为癞。《礼》妇人有恶疾，去，以其癞也。故《韩诗》解《芣苢》之诗，谓蔡人之妻伤夫恶疾，虽遇癞而不忍绝。而刘孝标作《辨命论》，遂谓歌其芣苢，正指是也。又《淮南子》曰：伯牛癞。又芣苢草可疗癞也，见《列子》注。余按芣苢即车前，《本草》不著其治疬功用。明沈之问《解围元薮》一书，专治疬风，方药甚多，而用车前者绝少，其所常用之药，乃大风子、苍耳子、蓖麻子、豨莶草、苦参、花蛇等是也。鲍云韶《验方新编》载治麻风白花蛇丸方云：丹阳荆上舍得麻风疾，一僧疗之而愈，以数百金求方不肯传。馆宾袁某窥藏纳衣领中，因醉窃录焉，用者多效。此与萧翼赚兰亭相似，皆以酒为饵者也。方用白花蛇一条、乌梢蛇一条并去头尾生用、防风、蝉蜕草鞋打碎，去泥土、生地、川芎、苦参、枸杞、槐花、银花以上各二两、白蒺藜、全蝎醋浸一日，去盐味、北细辛、蔓荆子、威灵仙、何首乌、胡麻仁炒香、金毛狗脊、川牛膝、乌药、天花粉、川连、黄芩、栀子、黄柏、连翘、牛蒡子以上各一两，炒、漏芦半斤去节洗净，四两、荆芥穗一两五钱。上头面者加白芷一两，肌肤溃烂者加大皂角一两，共研末，米糊为丸，桐子大，每服五六十丸，茶送下，午后、临卧各一服一僧加风藤一两。

越郡有患疬风者，因至外祖家食鸡而得，其外祖乃患此症者也。后其人死，所畜之鸡肥大异常，邻人购食之，亦患此症而死。盖鸡食疬风者之痰，能染人也。谚曰：宁娶疯子妻，不食疯子鸡。良有以也。

耳

乾隆时，杭州金氏，以耳科致富，止恃一秘方。今其家已式微，有人传得其方，用之甚效。取大蚌壳全个，中装人粪、千年石灰、野猪脚爪鸟猎店中有之，以铁丝匝紧蚌壳，外用泥涂，炭火煅至青烟起，置地上去火性，研细末，入瓷瓶秘藏。凡患耳中烂及耳聤流水等症，以此渗之立愈。此方天台余以庠序所述，云不独可治耳疾，凡外症溃烂者皆可用之，曾有人治裙边疮年久者，亦效。

凡人于剃发之后，必取耳以快意，此由少时习惯，遂成自然，往往有取之过深，伤而出血者。《素圃医案》郑在辛著一则，尤堪警目，录之：贡武弁年二十余，取耳时为同辈所戏，铜挖刺通耳底，流血不止，延外科治之，初不以为楚，旬日间忽头痛，又延内科治之益甚，迎余往治，则头痛如破，体僵面赤烦躁，脉弦紧，口流脓血。检所服药，皆石膏、栀子、芩、连等味，病患自言脓血不自喉出。余曰：此脑中脓血，流入鼻内，渗于口中，的系破伤风矣。项强已属不治，幸未柔汗厥冷。用小续命汤，重加桂枝、附子、干姜，去黄芩。一剂微汗，头痛减半，再剂颈柔，十数剂后，耳内结疤，脑涎亦不流，但其耳竟无闻矣。

目

目中起星，宜初起即治。《石室秘录》方最妙，白蒺藜三钱，水煎洗，日四五次，余二次皆用此获效。又一次以新橘子皮塞鼻中，不半日即退。又旧传一方，用山茨菇、人乳磨汁，入冰片末少许点之，并治翳障甚效。

人有患肝病者，重酒柴胡，服之肝病愈而目瞀，以其竭肝阴也。大抵温散之品皆损目，友人某嗜饮烧酒，后竟失明。至如韭、蒜、椒、芥等耗目光，并宜远之。

一人患头风痛，两目失明，遍求医治无效，偶过茶肆小憩，有乡人教以用十字路口及乡村屋旁野苋菜煎汤，入沙壶中乘热熏之，日行数次，如是半月复明。许辛木说。

明目之方可久服者，枸菊丸第一专用二味，勿入六味丸内，黑小豆次之。《寿亲养老新书》云：李小愚取黑豆紧小而圆者，侵晨以井花水吞二七粒，谓之五脏谷，到老视听不衰。近人相传服法，晨用生小黑豆四十九粒，以滚水送下，久服勿间，则眼到老常明。余二十九岁患风火赤眼，愈后阅文攻苦，用目过早，遂至昏涩羞明，不能作字，又为眼科以赤药点之，转益增剧，于是谢去生徒，闭门静养，专服小黑豆，又每晨用明矾末擦齿，后以洗面水漱口，即将其水洗目，洗后闭目片时，俟其自干，如是半年，目乃复初。因服小黑豆勿辍，凡二十余年，迄今目光如旧，灯下可作细字，未始非此方之力。凡人至中年而目昏花，即当服此。或因其性凉，不宜于寒体，则服枸菊丸可也。丁巳秋，见歙县吴端甫攒花《易简良方》，载服黑料豆法，并述功效，附录于此。云：每一岁吃一粒，自小服起，每年视岁数加减，永无眼患。余于壬子年入会闱，年仅四十二，而上灯后几不见卷格，南旋即得此方，无间服之，今历五稔，目力倍于幼时，真奇方也。

明周定王橚《普济方》四百二十六卷，为方六万一千七百三十九首。余在杭州时欲借钞是书，需钱百余万，因而不果。咸丰九年，从坊友邱春生_铖觅得刊本眼科书一册，即《普济方》第三十一卷，计一百页，凡分类十有三，曰内外障眼，曰内障眼，曰外障眼，曰将变内障眼，曰内障眼针后用药，曰目生肤翳，曰目生丁翳，曰目生花翳，曰卒生翳膜，曰远年障翳，曰目昏暗，曰目见黑花飞蝇，曰目晕，类各有论，共五百八十八方。其内外障眼类中有去翳生血止痛方出《家藏经验方》，用蛴螬汁滴目中，及饴炙食之。下引陈氏《经验方》云：《晋书》盛彦母氏失明，躬自侍养，母食必自哺之。母即病久，至于婢使，数见捶挞，婢忿恨，伺彦暂行，取蛴螬炙给之，母食以为美，然疑是异物，密藏以示彦，彦见之，抱母恸哭，绝而复苏，母目豁然，从此遂愈。《孟子》曰：陈仲子岂不诚廉士哉？居于陵，三日不食，耳无闻，目无见也。井上有李，螬食实者过半矣，匍匐往将食之，三咽，然后耳有闻，目有见。《本草》云：蛴螬汁滴目中，去翳障。余在曲江有将官以瞽离军，因阅《晋书》见此，参以《孟子》之言，证以《本草》之说，呼其子俾羞事而供，勿令父知，旬日后目明，趋庭伸谢，因录以济众。按此方他书罕见，特载于此，俾患障失明者采用焉。

钮兰畹说：湖城某妪，年四十余，目昏不能拈针黹，得一方：七月七日采旱莲草捣汁，入食盐拌匀，日晒夜露，每日早起洗休，以汁少许点目中，初微痛，后乃如常，目光遂渐明。嗣后至七十余岁，犹能于灯下缝纫。

喉

门人歙县吴子嘉茂才_{鸿勋}，传治喉症方，名咽喉急症异功散。云得自苏州，灵验异常，历试不爽。用斑猫四钱_{去翅足，糯米炒黄，去米}、血竭六分、没药六分、乳香六分、全蝎六分、元参六分、真麝香三分，共为细末，收藏磁瓶封口，切勿走气，不论烂喉风、喉闭、双单喉蛾，用寻常膏药一张，取此散如黄豆大，贴项间，患左贴左，患右贴右，患中贴中，贴三四时即起泡，用银针挑破即愈，凡阴证起泡更速_{此方亦见《疫痧草》}。

《金匮翼》烂喉痧方，最为神妙。药用西牛黄五厘、冰片三厘、象牙屑三分_焙、人指甲五厘_{男病用女，女病用男}、真珠三分、青黛六分_{去灰脚净}、壁钱三十个_{焙，即蟢子窠，土壁砖上者可用，木板上者不可用}，共为极细末，吹患处。凡属外淫喉患，无不应手而瘳，不特烂喉痧奉为神丹也。惟药品修制不易，猝难即得，有力者宜预制备用。如一时不及修合，别有简便之法，用壁钱五六个，瓦焙为末，加人指甲末五厘、西牛黄三厘，亦效。又治喉蛾方：断灯草数茎缠指甲，就火熏灼，俟黄燥，将二物研细，更用火逼壁虱<small>即臭虫</small>十个，共捣为末，置银管，向患处吹之，神效。见黄霁青太守<small>安涛</small>《贤已编》。

舌

临症视舌，最为可凭，然亦未可执一。《正义》云：凡见黑舌，问其曾食酸、甜、咸物，则能染成黑色，非因病而生也。然梁成之黑，必润而不燥、刮之即退为异。又惟虚寒舌润能染，若实热舌苔干燥，何能染及耶？凡临症欲视病患舌苔燥润，禁饮汤水，饮后则难辨矣。《重庆堂随笔》云：淡舌白苔，亦有热症；黄厚满苔，亦有寒症；舌绛无津，亦有痰症。当以脉症便溺参勘。又白苔食橄榄即黑<small>凡酸物皆然</small>，食枇杷即黄。又如灯下看黄苔，每成白色，然则舌虽可凭，而亦未尽可凭，非细心审察，亦难免于误治矣。

黑舌苔有寒热之分，辨别不精，死生立判。汪苓友谓舌苔虽黑，必冷滑无芒刺，斯为阴证无疑，诚扼要之言也。舒驰远《伤寒集注》谓黑苔干刺为二证，一为阳明热结，阴津立亡，法主大黄、芒硝，急夺其阳，以救其阴，阴回则津回；一为少阴中寒，真阳霾没，不能熏蒸津液，以致干燥起刺，法主附子、炮姜，急驱其阴，以回其阳，阳回则津回。据此，则黑苔冷滑者必无阳证，而黑苔干刺者，有阳证复有阴证矣。临症者可不慎欤？

舌现人字纹，多因误投寒药所致。杨乘六治沈姓感症危甚，舌黑而枯，满舌遍裂人字纹，曰：脉不必诊也。此肾气凑心，八味症也。误用芩、连无救矣。逾日果殁。

程杏轩治农人患伤寒数日，寒热交作，自汗如雨，脉虚神倦，舌苔白滑，分开两歧，宛如刀划。询知误服凉药，与六味回阳饮，服之有效。继进左、右二归饮数剂，舌苔渐退而安。又《伤寒金镜录》有裂纹如人字形者，因君火燔灼，热毒炎上而发裂，宜用凉膈散，此则舌见红色，又当细辨脉症，分别治之。

缪氏子年十六，舌上重生小舌，肿不能食，医以刀割之，敷以药，阅时又生，屡治不痊，精力日惫。向余求药，检方书用蛇蜕烧灰，研末敷之<small>不用刀割，</small>

立愈，后不复发。

齿

　　秀水新塍镇屠氏，人多耆寿，牙齿至老坚固不坏，有家传秘诀，自幼大小便时，咬定牙齿，不令泄气法本张景岳，即有人询问，亦不答应，历久勿问，故牙齿从无坠落之患。余友郑拙言学博凤镳说。

　　江湖上女医有捉牙虫者，以箸尖向患处旋绕，投水碗中，似有虫者无数，云曰去齿痛当愈，顾往往不甚验。比阅程学博瑶田《通艺录》所载《亡室徐孺人行略》，始知其术皆伪，《行略》云：濠梁间妇人能为龋齿医，行而卖其艺，治一人齿，能出虫多者以百数。孺人曰：吾生长和州，知之久矣。齿即生虫，他医莫能出，若乃能应手出乎？盖蓼花虫也。

　　余久患齿痛，每勤劳火动，及食甜物即发。丙午年，周介梅表弟土烺传一方云：每日晨起，以冷水漱口三次，不可间断，永无齿痛。介梅向患齿痛甚剧，行此得瘥。余如法行之，齿痛遂不发。治齿痛神方：用青鱼胆风干，生明矾研末擦之，立止。又可治喉风，以上二味，加入指甲末、灯心灰吹之最妙。

腿

　　表兄周乙藜学博士照，于道光壬寅年患腿热，而按之不热，行步无力，不痛不肿。延医诊治，谓是湿热，重用防己，服之忽心悸不寐。别招医治，谓是阴虚，用熟地等药，心悸仍然，腿患益甚，腿肉日削，食少神惫，势就危殆。时乙藜家质库中友朱光甫能医，乃令治之，曰：此痿病也，诚然是湿热，诚然是阴虚，然专治一端则误矣。投以清燥汤，病日减，继用虎潜丸法，出入增损，至三百剂始复原。乙藜因是潜玩医书，深究脉学，为人治病屡奏效。

　　方书言风胜则引，湿胜则肿，寒胜则痛，此亦未可泥也。道光己丑年，先君子芎畇公时年四十有九患两腿热痛，不能行步。医家用蠲痹汤、巴戟天汤不效，反加剧，且肿，色青紫。又以为阴亏，用虎潜丸，痛益甚，饮食少进。乃至震泽，就吴雪香先生诊之先生震泽县庠生，中岁悬壶，审症精细，求治者盈门，切脉濡数，患处肿痛。询知酒户素火，谓是湿热致患，用苡仁、海桐皮、防己、蚕沙、川萆薢、秦艽、桑枝、牛膝、木通等药，日有起色，不一月全愈。余按痛而热，则不当用温药，蠲痹汤等所以不效也，此犹理之显著者，而知之者鲜焉。甚矣，医道之难明也。

热病愈后，往往归之于足，发热肿痛，不治则痛甚而死，或至残废，如截足风之类。咸丰戊午春，余母周太孺人偶发寒热，忽患此症。时余在杭州，内人周婉霞在家侍奉，检医书得一方，用广胶一两，入糟、醋、姜、葱汁，四味烊化成膏，摊纸或布上，贴患处，痛立止。糟入醋中，将糟凿碎调匀，滤出汁，去糟渣勿用，姜汁不必多，只用少许，葱汁较姜汁多一半，糟醋汁须三四倍于葱汁。

庚申冬初，姬人李氏患伏暑，愈后两足肿而不红，其痛尤剧，服去湿清热药不效，用此方治之，痛亦立止，真神方也。因忆道光年间，邻人陈氏妇曾患此症，诸医莫能疗治，后以足浸冷水中，号呼痛绝而殒。惜当时未得此方拯之。特详志于此，愿有志者广传焉。

杂病

余戚苕城沈妪，年七十四，忽头上右偏发中生一角，初起微痛，其后每觉痛则角稍大。阅三年，状如小指，角根之肉微肿，角坚如石，色微黄，角尖有三凹，纹色微黑如犀角。今已七十六岁咸丰八年记。按丹溪治郑经历嗜酒与煎煿，年五十余，额丝竹空穴涌出一角，长短大小如鸡距，稍坚。丹溪谓宜断厚味，先解食毒，针灸以开泄壅滞，未易治也。郑惮烦，召他医，以大黄、朴硝、脑子等冷药掩之，一夕豁开如酱蚶，径三寸，一二日后，血自蚶中溅出，高数尺而死。此冷药外逼，热郁不得发，宜其发之暴如此。今沈妪食贫茹苦，从不饮酒啖肉，其非食毒可知，不审何气使然，书之以俟识者。又按《南史》，孙谦末年，头生二肉角，各长一寸，此则有肉无骨，其形较异。又按赵云松观察《檐曝杂记》云：梁武帝时，钟离人顾思远一百十二岁，萧侯见其头有肉角长寸许（见传）。余亦曾见二人，一江兰皋，阳湖人；一徐姓，嘉兴人。头上皆有肉角，高寸许，年亦皆九十余，盖寿相也。然二人皆贫苦，皆无子，则亦非吉征。此亦可以相证，附录之。

病有可预测其兆者，如手指麻木，知将患中风；一年前时时口干，手脚心热，或作渴思饮茶井水，或食已即饥，知将患发背；三年内眉目骨痛，知将患大风疾。此有外症可凭者也。至于察神色，审脉象，而能先识其疴，则非神乎技者不能矣。

《医碥》谓真心痛切牙噤口，舌青面黑，汗出不休，手足寒过节、真头痛全脑连齿皆痛，手足寒至节皆且发夕死，不忍坐视。真心痛用猪肝煎汤，入麻黄、肉桂、干姜、附子服之，以散其寒，或可死中求生。真头痛急与黑锡丹，灸百会穴，猛进参、沉、乌、附，或可生。

本生祖秋畦公捐馆舍时年七十有八，猝发心痛不可忍，半日即长逝。其时延医诊视，只进治心痛通套药，使准此法以治，庶几稍可救药乎？

消渴、水肿、下疳、咳嗽、吐血等症，皆以戒盐为第一要义，若不能食淡，方药虽良，终难获效。

病有见于此而应于彼者，约略举之：如青腿牙疳之症，牙病而必见于腿上。咳不止，脉无神气，粪门生瘘，此阳极而下，不治之症。痄腮之症亦名肿腮，初起恶寒发热，脉沉数，耳前后肿痛，隐隐有红色，肿痛将退，睾丸忽胀；亦有误用发散药体虚者，不任大表，邪因内陷，传入厥阴脉络，睾丸肿痛，而耳后全消者，盖耳后乃少阳胆经部位，肝胆相为表里，少阳感受风热，邪移于肝经也，若作疝症治之益误矣。此症惟汪蕴谷文绮《会心录》详言之，并立方云：肿腮体实者，甘桔汤加牛蒡、丹皮、当归之属，一二剂可消；体虚者，甘桔汤加何首乌、玉竹、丹皮、当归之属，二三剂亦愈；如遗毒为害，必须救阴以回津液，补元以生真气，俾邪热之毒，从肿处尽发，方用救阴保元汤黑豆三钱，熟地二钱，麦冬钱半，丹皮、山药、南沙参、炙黄芪各一钱，炙甘草八分，水煎服。又虏疮之症，亦有先喉痛者，陈载庵之子所患，用《吴医会讲》中之法治之是也见《今人》门。

妇科

《坤元是保》，宋薛仲昂轩所著，历代女科书皆未之采。书中不乏精要之论、易简之方，洵为女科秘笈。咸丰丁巳，吴晓钲以重值购自吴门，借余录之。摘录数条于此：

妇人有疾，两乳不嫌其大，月水不嫌其多，乃生机也。

治呕血及诸衄、下血等候，用猪腰一具、童便二盏、陈三白酒一盏，贮新瓶内，密封泥口，日晚以慢火煨熟，至初更止，夜分后，更以火温之。发瓶毕食，即病笃者，止一月效。平日瘦怯者，并宜服之，男女皆效，真以血养之良方也。

医书云：先期为血热，后期为血寒。然有或前或后者，将忽寒忽热乎？大抵气者血之母，气乱则经期亦乱，故调经以理气为先。

孕六七月，因争筑着子死腹中，恶露直下，痛不能胜而欲绝者，佛手散主之当归三钱、川芎五钱、益母五钱，水酒各半碗煎服，停一二时再进一服。若胎不损，则痛止而子母俱安，既损则胎下而母全矣。

一胎不动而冷如冰，即非好胎。若以不动言之，好胎亦是伏而不动者，何可遂断其死胎也？宜服顺气活血药。

产后忌饮酒，但服童便可也。童便为临产仙药。晕眩败血中心，及血崩诸症，仓卒不及备药，惟儿初下地时，即与童便一盏，庶免诸症之患。一月之内，日服一盏，百病不生，他药皆不及此。

产后百病，三者最危：呕吐、盗汗、泄泻是也。三者并见，其命必危；数症并作，治其所急。见二凶多，一症轻者无害。

产后阴血虚耗，阳浮散其外而靡所依，故多发热。治法用四物汤补阴，姜通神明，炮干姜能收浮散之阳，使合于阴，故兼用之。然产后脾胃虚损，有伤饮食而发热者，误作血虚，则反伤矣。故必先问曾食何物，有无伤损。有恶血未净者，必腹痛而发热；有感冒外邪者，必头痛而发热。若发热而饮食自调，绝无他症者，乃血虚也，可以补血。若胸膈饱闷、嗳气恶食、泄泻等症，只随症治之。要知腹满而不痛者，断非恶血也，莫误。

产后用益母草剉一大剂三两，浓煎去渣，加芎、归末各二钱，陈酒、童便各一盏，服之至再，则腹痛、血晕之恶免，且大有补益，真治产之司总也此方又名夺命丹，为产后圣药。

产后喜咸、爱酸而致咳嗽者，必致痼疾，终身须自慎之。

家传秘方有六，简易而神妙特奇，世世宝之。

种子丸：五月五日，拔益母草带根阴干为末，炼蜜为丸，如弹子大，每朝二丸，百日必效。

固胎丸：条芩、白术为末，每服三钱，砂仁汤下，连服数朝，而胎可永安。

保安丸：五月五日，取益母草去根，晒干为末，炼蜜为丸，如弹子大。孕八九月每朝一丸，砂仁汤下，服二三十朝，必无倒产之逆。

催生丹：益母草四两，焦白芷、炒滑石、百草霜各二两。临产服四钱，芎归汤送下。

益母丹：即产，用山楂末三钱，浓煎益母草汤，陈酒和童便调下，第一日三服；第二日二服；第三日一服；第四、第五日山楂末减半；第六、第七日去山楂末，只服三味；第八日并三味一服，而百疾不生矣，历验。

坤元是保丹：孕妇病则胎亦病，而坠则多两亡。此方能却胎病，使两无恙。青黛五钱、伏龙肝二两，二味研末，用井泥调匀，涂脐上当孕处二寸许，干则再涂。此丹只可施于伤寒极热之症，不可概施者也，切记切记，慎之慎之。

余家有佣妇叶姓，阴户坠下一物，如初生孩儿头，卧则入腹，立则坠于外，行动不便，深以为苦。自云产后操作过早，屡至河埠踞而洗衣，致有此患，坠下后产一男，仍不能收。俗名鱼袋，不知是否即子宫也。此症初起，若根据丹溪法当或可疗，久则不能治矣。

丹溪治产妇阴户一物如帕垂下，俗名产颓，宜大补气以升提之，以参、芪、术各一钱，升麻五分，后用归、芍、甘草、陈皮调之。又抬产妇阴户下一物如合钵状，此子宫也。气血弱，故随子而下。用升麻、当归、芎、芪，大剂服二次，后以五倍子作汤洗濯，皱其皮，觉一响而收入。

胎产

妇人经止三月，以川芎末二钱，煎艾水调服，腹内觉微动是孕，不动者非也。此法妇科诸书皆载之，然未可轻试。余内人素患肝气，己丑岁怀孕三月，服川芎末少许，即动甚不安，是知成方不当泥也。又方书佛手散，用当归、川芎各五钱，水酒煎，治胎动。杭州儒医严兼三茂才稔谓此方暂服则安，常服之则屡生而不育，亲验，故知之。

秀水新塍镇陈氏女科，治胎前诸症，戒用川芎，以其能升，易动胎气也。又言桂圆产后不可轻服，味甘易令人呕，恐瘀血因之而升也。余因思张景岳治胞衣不下，用本妇头发搅入喉中，使作呕，则气升血散，胞软自落。此法虽妙，然或因作呕而瘀血上升，转益为害矣。

萧慎斋《女科经纶》谓：妊娠十月而生，其常也；其有逾期者，若唐尧之与汉昭是也；若云二年、四年，则怪诞不经矣。余按《元史·黄溍传》孕二十四月而生，此必非虚饰者。又仁和王学权《重庆堂随笔》载王大昌语云：老医辅沛霖治周缝人妻，经阻腹痛而硬，服药不效，至两年余，忽举一子，而胀病如失。其子甚短小，名曰关保，余常见之云云。然则胎孕阅数年之久，亦事之所或有，未可概以为不经也。

蔡松汀难产方，用黄芪、熟地各一两，归身、枸杞子、党参、龟板醋炙各四钱，茯苓三钱，白芍、川芎各一钱，无论胞衣已破未破，连服四五帖，但用头汁，取其力厚也。此方意主补助气血，以为服之者万无一失。冯楚瞻催生保产万全汤，则用人参三钱至五钱，归身二钱，牛膝梢三钱，川芎、干姜炒焦各一钱，肉桂六分，桃仁十三粒，酒炒红花三分，补而兼通。谓不惟催生神效，产后更无瘀血凝滞百病。主蔡说者訾冯方温热，主冯说者议蔡方补滞。窃谓冯方惟秉质虚寒者宜之，否则必有遗患，当以蔡方为优。

孕妇服药，凡寻常所用如牡丹皮、赤芍、牛膝、薏苡仁、贝母、半夏、南星、通草、车前子、泽泻、滑石、槐角、麦芽、神曲、伏龙肝、归尾凡用归身当去尾、鳖甲、龟板等皆忌之，大抵行血、利气、通络、渗湿之品均在禁例，故王孟英谓胎前无湿，虽茯苓亦须避之。火酒、椒、蒜等皆不可食，以其助火铄阴也。固胎之物，南瓜蒂煎汤服最良、胜于诸药，黄牛鼻煅灰同煎尤妙。

《泊宅编》云：一妇人暴渴，惟饮五味汁。名医耿隅诊其脉曰：此血欲凝，非疾也。已而果孕。以古方有血欲凝而渴饮五味之症，不可不知也。按此说产科书罕见，录之以备诊家之一助。

江都葛晴峰自申《医易·脉部》，谓孕脉以阳入阴中，脉当短促。罗养斋以为发千古所未发。惜其书不传。

补脬散治产后交肠病，因脬肠有损，积秽凝塞，故大小便易位而出也。补脬散甚效，方用生黄绢丝一尺剪碎，白牡丹皮、白及各钱半，水一碗，同煮如饴，木槌研烂，空腹时顿服。服时不得作声，作声则不效。陈梦琴燮通其法，用生黄丝绢、白及、黄蜡、明矾、琥珀，水捶为丸，猪脬一个，煮汤饮之，尤精密可法。

辨妊娠，古人以形病脉不病为凭；沈金鳌更以嗜酸别之；何西池又以胎至五月则乳头乳根必黑，乳房亦升发为据。辨胎男女，古人以脉左大为男，右大为女；张路玉独谓寸口滑实为男，尺中滑实为女，两寸俱滑实为双男，两尺俱滑实为双女，右尺左寸俱滑实为一男一女，此皆扼要之诀也。

阳湖史生家俊，言其同乡名医周八先生诊一孕妇，左乳胀痛，谓左乳胀为男，右乳胀为女，后果生男。余按《千金方》云：左乳房有核是男，右乳房有核是女。又《坤元是保》以乳核先生验左男右女，殆即此义欤。

子死腹中，古法用下。验之之法，腹闷胸坠兼冷，略无动意，口中秽，面如土色，舌色青黑是也。治法服回生丹三丸，立下，产母无恙。如一时无此药，以平胃散一两生用，经火炒不应，酒、水各半盅，煎好，入朴硝五钱，再煎温服，即化水而下，薛立斋云：胎死服朴硝下秽水，肢体倦怠，气息奄奄，急用四君子为主，佐以四物，加姜、桂调之。萧慎斋云：胎死必先验舌青、腹冷、口秽的确，方可用下，亦必先固妊娠本元，补气养血，而后下之。若偶有不安，未能详审，遽用峻厉攻伐，难免不测之祸。《保产要录》云：即不服药，人不慌忙逼迫，亦迟迟生下，而不伤母。盖人腹中极热，惟不忙迫，产母安心饮食，腹内热气熏蒸，胎自柔软腐死，或一二日，或三四日，自然生下，但所出秽气，令人难闻。是可知死胎用下，乃不得已之治法，若产母病后及真元虚者，尤当审慎。

程道承式《医彀》，治产妇气血弱而胎死腹中者其症腹胀作痛，一日不下，其脉两尺沉伏，微动无神，熬益母膏，以川芎、当归、肉桂、葵子煎汤，调服二三盏，胎即下，其治最善。吴鞠通治一妇死胎不下二日，诊其脉洪大而芤；问其症大汗不止、精神恍惚欲脱，曰：此心气太虚，不能固胎，不问胎死与否，先固心气。用救逆汤地黄、麦冬、白芍、阿胶、炙草、龙骨、牡蛎加人参，煮三杯，服一杯而汗敛，服二杯而神清气宁，三杯未服，而死胎下矣。下后补肝肾之阴，以配心阳之用而愈。此又可为治死胎者开一法门也。

《产宝》云：妊妇腹中脐带上疙瘩，儿含口中，因妊妇登高举臂，脱出儿口，以此作声。令妊妇曲腰就地如拾物状，仍入儿口中即止。王清任驳之曰：初结胎无口时，又以何物吮血养生？然余观程氏光治腹中儿啼，倾豆于地，令妇低头拾之即止；又万密斋治法，令妇作男子拜即止，则知口含之说近似有理，且惟有口始可含，何得以无口时相比较，况所谓含者，乃在氤氲一气之中，非必真吮血以养生也，王说似拘。

秀水计寿桥学博楠，博雅工诗，深谙医理，尤精妇科。自言诊胎产症二十余年，凡大险大危者，十中挽回七八，皆以用补得宜，不随流俗，以治标逐瘀为先务也。所著《客尘医活》三卷，妇科居其大半，论堕胎、难产最中肯綮，录之：治堕胎往往用补涩，治难产往往用攻下，皆非正法，盖半产由于虚滑者半，由于内热者半。得胎之后，冲、任之血为胎所吸，无余血下行。血不足，胎必枯槁而坠，其本由于内热火盛，阳旺而阴亏，血益少矣，治宜养血为先，清热次之，若泥于腻补，反生壅滞之害。至于产育，乃天地生生化育之理，本无危险，皆人之自作也，用力太早，则胎先坠下，舒转不及，胞浆先破，胎已枯涩，遂有横生、倒产之虞。其治亦不外乎养血为主，血生则胎自出，若误用攻下之药，则胎虽已产，冲任大伤，气冒血崩，危在呼吸矣。慎之慎之。

齐氏翀《三晋见闻录》云：山西产妇既产，便饿不食物，惟以小米粥极薄，日食数回，以一月为率。若旬日之内或食米面，或食鸡豚，则不可治。安邑则旬日之内并不可睡。按：产后因食伤致病而殒命者甚多，饮粥之法最妙，但不可使之饿，要在一饿即饮，饮不可多而已。至于旬日不睡，未免为期太多，神气疲惫。吾乡每令倚睡高枕，傍以人守之，寐稍久即呼之觉，阅四五日始任其睡，此法较善。

乳

《劝行医说》又有论乳吹一条，语亦详尽，并录于此。凡妇人乳吹初起，切勿先延医治，每见医家治乳，用黄色敷药调菊花叶涂之，内服皂角、甲末等味，速其成脓，待至红未熟，即用铍针开入寸许，复以手硬出毒，其痛每至昏晕。而血多脓少，既难内消，复使其痛苦多时，不能收口，日久成漏，腐烂缠绵，致病者求生不能，求死不得，而待哺之儿亦将失乳毙命，罪恶之重，擢发难数。在医者本意，只求多次相延，博取财物，或冀症久求愈，重索药资而已，亦知地狱中早虚左以待乎？故乳吹、乳痈等症，初起只须内服逍遥散及六神丸、莲房灰末，福橘酒送，外煎紫苏、橘核、丝瓜络、川楝子、当归、红花、川乌、香附、官桂等水，用手中两方，绞热替换暖乳，轻者乳散乳通，如再不通，须病患忍痛，命一大婴孩重吮下积乳，随即吐去，吮三五次无不爽利，无庸延医诊视。至于乳疽、乳岩、乳癖，症情不一，治法各殊，是在名家息心体认，以煎剂为主，尤非疡科所能奏功矣。